中医名医名家讲坛系列

聂莉芳慢性肾脏病中医诊治经验十二讲

聂莉芳 ◎ 著

中国健康传媒集团
中国医药科技出版社

U0207038

内 容 提 要

本书为《中医名医名家讲坛系列》之一，由国家级名老中医、国内著名中医肾病专家聂莉芳主任医师编著。书中凝聚了作者50余年中医诊治慢性肾脏病的经验，全书共分为十二讲，分别论述了慢性肾脏病的临床表现及中医病因病机、中医病名、中医证候、中医临床分期、中医治法，血尿、蛋白尿、慢性肾衰竭、尿路感染和尿道综合征的中医治疗经验，常用方剂及中药的临床经验等，系统介绍了作者的中医辨治思路与遣方用药经验。

本书中医药特色浓厚，实用性强，可供广大中医临床医生、高等院校师生及科研人员参考。

图书在版编目（CIP）数据

慢性肾脏病中医诊治经验十二讲 / 聂莉芳著. —北京：中国医药科技出版社，2023.7
（中医名医名家讲坛系列）

ISBN 978-7-5214-4028-7

Ⅰ.①慢⋯ Ⅱ.①聂⋯ Ⅲ.①慢性病－肾病(中医)-中医治疗法 Ⅳ.①R256.5

中国国家版本馆CIP数据核字（2023）第120394号

美术编辑　陈君杞
版式设计　友全图文

出版　**中国健康传媒集团**｜中国医药科技出版社
地址　北京市海淀区文慧园北路甲22号
邮编　100082
电话　发行：010-62227427　邮购：010-62236938
网址　www.cmstp.com
规格　710×1000 mm $\frac{1}{16}$
印张　11 $\frac{1}{2}$
字数　206千字
版次　2023年7月第1版
印次　2023年7月第1次印刷
印刷　三河市万龙印装有限公司
经销　全国各地新华书店
书号　ISBN 978-7-5214-4028-7
定价　**46.00元**

获取新书信息、投稿、为图书纠错，请扫码联系我们。

序言

近年来流行病学调查结果显示，慢性肾脏病的发病率为10%~13%。国际肾脏病学会曾统计，慢性肾衰竭在自然人群的发病率为98~198人/百万人口。据有关国家统计，慢性肾衰竭的5年生存率为70%~85%，10年生存率为35%~45%。慢性肾脏病在我国为常见病，且后期肾衰竭需要进行肾脏替代治疗，给患者和社会带来沉重的经济负担。

笔者通过50余年运用中医辨证论治治疗慢性肾脏病的临床实践，证实中医药有一定的优势及确切的疗效，不仅能减轻及消除患者的症状，同时能不同程度地改善患者的相关理化指标，如血尿、蛋白尿、血肌酐等，深受广大患者的欢迎。

基于50余年的临床实践和广大患者的临床需求，笔者总结了自己运用中医治疗多种肾脏病的经验，已出版《聂莉芳肾病验案精选》《聂莉芳中医辨治肾病经验》等多部著作。

本书重点对慢性肾脏病的中医诊治，如临床症状的中医病因病机、中医病名、中医证候、中医临床分期、治法及笔者常用方药的经验等，分十二讲系统地介绍笔者中医治疗慢性肾脏病的经验。

本书旨在展示中医药治疗慢性肾脏病的优势与特色，希望能对中医临床工作者治疗慢性肾脏病有所裨益。同时也对广大肾脏病患者了解相关的中医知识和树立坚持中医治疗的信心有所帮助。

本书在整理资料方面得到了学术继承人武麟、邵鑫博士的大力支持与帮助，在此一并致谢。

聂莉芳

2023年3月8日

中国中医科学院西苑医院

目录

第一讲　慢性肾脏病的主要临床表现及病因病机……………… 1

　　一、尿量减少 ……………………………………………… 1

　　二、夜尿增多 ……………………………………………… 2

　　三、尿频、尿急、尿涩痛 ………………………………… 2

　　四、血尿 …………………………………………………… 2

　　五、蛋白尿 ………………………………………………… 3

　　六、水肿 …………………………………………………… 4

　　七、腰痛 …………………………………………………… 4

　　八、皮肤紫癜 ……………………………………………… 5

　　九、肾性高血压 …………………………………………… 5

　　十、恶心、呕吐 …………………………………………… 6

　　十一、口中有尿味 ………………………………………… 7

　　十二、皮肤瘙痒 …………………………………………… 7

　　十三、面色萎黄，唇、甲苍白无华 ……………………… 7

　　十四、乏力 ………………………………………………… 8

　　十五、咽喉肿痛 …………………………………………… 8

　　十六、库欣综合征 ………………………………………… 8

第二讲　慢性肾脏病的主要中医病名研究 …………………… 9

　　一、辨中医病名的重要性 ………………………………… 9

　　二、如何整理研究中医病名 ……………………………… 11

第三讲 慢性肾脏病常见的中医证候 ···································· 18

一、肝肾阴虚，血不归经证 ······································· 18
二、肝肾阴虚，肝阳上亢证 ······································· 18
三、阴虚血热证 ·· 19
四、阴虚毒热证 ·· 19
五、肺肾阴虚证 ·· 19
六、肾阴虚证 ·· 19
七、气阴两虚证 ·· 19
八、气阴两虚，兼夹湿热证 ······································· 20
九、气阴两虚，兼夹水停证 ······································· 20
十、肺脾气虚证 ·· 20
十一、脾肾气虚，血不归经证 ····································· 20
十二、脾胃不和，水湿内停证 ····································· 20
十三、阳虚水停证 ·· 21
十四、肺气不宣水停证 ·· 21
十五、血瘀水停证 ·· 21
十六、寒湿中阻证 ·· 21
十七、湿热中阻证 ·· 21
十八、下焦（膀胱）湿热证 ·· 21
十九、肺卫风热证 ·· 22
二十、毒热迫血妄行证 ·· 22
二十一、瘀血阻络证 ·· 22

第四讲 慢性肾脏病的中医临床分期研究 ···························· 23

一、IgA 肾病 ·· 23
二、原发性肾病综合征 ·· 23
三、慢性肾衰竭 ·· 24

第五讲 慢性肾脏病的常用中医治法 ································ 26

一、补法 ·· 26

二、发汗解表法 …………………………………………… 27

三、解毒利咽法 …………………………………………… 28

四、利水退肿法 …………………………………………… 28

五、通淋法 ………………………………………………… 29

六、调理脾胃法 …………………………………………… 29

七、通腑泄浊法 …………………………………………… 30

八、止血法 ………………………………………………… 31

九、活血化瘀法 …………………………………………… 32

十、摄精法 ………………………………………………… 32

第六讲　血尿的中医治疗经验 ………………………………… 33

一、治疗血尿的必要性 …………………………………… 33

二、中医药治疗的优势 …………………………………… 35

三、辨证论治 ……………………………………………… 35

（一）急性发作期 ……………………………………… 36

（二）慢性迁延期 ……………………………………… 36

第七讲　蛋白尿的中医治疗经验 …………………………… 38

一、治疗思路与原则 ……………………………………… 38

二、辨证论治 ……………………………………………… 38

（一）蛋白尿持续阶段 ………………………………… 39

（二）大量激素使用阶段 ……………………………… 39

（三）激素撤减阶段 …………………………………… 40

第八讲　水肿的中医治疗经验 ……………………………… 41

辨证论治 …………………………………………………… 41

第九讲　慢性肾衰竭的中医治疗经验 ……………………… 44

一、中医药治疗的优势 …………………………………… 44

二、辨证论治 ················· 45

（一）虚损期 ················· 45

（二）关格期 ················· 47

第十讲 尿路感染和尿道综合征的中医治疗经验 ········· 49

辨证论治 ················· 49

第十一讲 常用方剂及运用经验 ········· 51

一、聂莉芳经验方 ················· 51

加味参芪地黄汤 ················· 51

银菊麦味地黄汤 ················· 55

麻菊地黄汤 ················· 55

归芍地黄汤 ················· 56

参芪知苓地黄汤 ················· 58

益气滋肾汤 ················· 59

加味当归芍药散 ················· 61

黄芪鲤鱼汤 ················· 69

荆苏参豉汤 ················· 70

加味导赤汤 ················· 71

银菊玄麦海桔汤 ················· 75

紫癜肾 1 号方 ················· 76

紫癜肾 2 号方 ················· 77

补肾泄毒颗粒 ················· 78

三金排石汤 ················· 78

二、补益剂 ················· 80

补中益气汤 ················· 80

六味地黄汤 ················· 80

麦味地黄汤 ················· 82

知柏地黄汤 ················· 82

肾气丸 ·· 85

生脉散 ·· 85

二至丸 ·· 88

当归补血汤 ······································ 88

安老汤 ·· 89

水陆二仙丹 ······································ 90

玉女煎 ·· 92

三、调理脾胃剂 ·· 93

香砂六君子汤 ·································· 93

参苓白术散 ···································· 97

苏叶黄连汤 ···································· 100

黄连温胆汤 ···································· 100

橘皮竹茹汤 ···································· 104

旋覆代赭汤 ···································· 104

半夏泻心汤 ···································· 105

小半夏汤 ······································ 105

四、利水渗湿剂 ·· 106

导水茯苓汤 ···································· 106

五皮饮 ·· 106

猪苓汤 ·· 107

五苓散 ·· 107

春泽汤 ·· 108

苓桂术甘汤 ···································· 108

实脾饮 ·· 109

五、解表剂 ·· 109

银翘散 ·· 109

桑菊饮 ·· 110

桂枝汤 ·· 110

人参败毒散 ···································· 111

玉屏风散 ······································ 112

四妙勇安汤 ···································· 112

六、其他方剂 ·· 113

五味消毒饮 ··· 113

血府逐瘀汤 ··· 114

小蓟饮子 ··· 116

逍遥散 ··· 117

独活寄生汤 ··· 117

杏仁滑石汤 ··· 118

葶苈大枣泻肺汤 ··· 120

第十二讲　常用中药的临床经验 ·· 123

一、补益药 ·· 123

人参 ··· 123

太子参 ··· 124

党参 ··· 124

西洋参 ··· 125

黄芪 ··· 126

白术 ··· 127

山药 ··· 128

当归 ··· 128

白芍 ··· 129

生地黄 ··· 129

熟地黄 ··· 130

枸杞子 ··· 130

女贞子 ··· 131

墨旱莲 ··· 131

续断 ··· 131

杜仲 ··· 132

牛膝 ··· 132

麦冬 ··· 133

天冬 ··· 133

鹿角胶 ·· 134

淫羊藿 ·· 134

仙茅 ·· 134

巴戟天 ·· 135

肉苁蓉 ·· 135

冬虫夏草 ·· 135

黄精 ·· 136

沙参 ·· 137

桑寄生 ·· 137

甘草 ·· 137

二、调理脾胃药 ··· **138**

紫苏 ·· 138

黄连 ·· 139

佩兰 ·· 139

砂仁 ·· 139

陈皮 ·· 140

竹茹 ·· 140

鸡内金 ·· 140

生姜 ·· 141

半夏 ·· 141

旋覆花 ·· 142

三、涩精药 ··· **142**

山茱萸 ·· 142

芡实 ·· 142

金樱子 ·· 143

莲子 ·· 143

菟丝子 ·· 143

沙苑子 ·· 143

益智仁 ·· 144

桑螵蛸 ·· 144

四、凉血止血药 ···················· 144

　　大蓟 ···················· 144

　　小蓟 ···················· 145

　　地榆 ···················· 145

　　白茅根 ···················· 145

　　牡丹皮 ···················· 145

　　三七 ···················· 146

　　仙鹤草 ···················· 146

　　炒蒲黄 ···················· 146

　　藕节 ···················· 147

　　生石膏 ···················· 147

　　知母 ···················· 147

　　栀子 ···················· 148

　　黄芩 ···················· 148

　　黄柏 ···················· 148

　　淡竹叶 ···················· 149

五、利水渗湿药 ···················· 149

　　茯苓 ···················· 149

　　猪苓 ···················· 150

　　泽泻 ···················· 150

　　车前子（附：车前草） ···················· 150

　　冬瓜皮 ···················· 151

　　大腹皮 ···················· 151

　　赤小豆 ···················· 152

　　石韦 ···················· 152

　　薏苡仁 ···················· 152

　　冬葵子 ···················· 153

　　通草 ···················· 153

六、清热利咽与解表药 ···················· 154

　　金银花 ···················· 154

　　连翘 ···················· 154

桑叶 ……………………………………… 155

黄菊花 …………………………………… 155

野菊花 …………………………………… 155

薄荷 ……………………………………… 155

牛蒡子 …………………………………… 156

玄参 ……………………………………… 156

紫花地丁 ………………………………… 156

蒲公英 …………………………………… 157

胖大海 …………………………………… 157

桂枝 ……………………………………… 157

防风 ……………………………………… 158

荆芥 ……………………………………… 158

桔梗 ……………………………………… 158

七、活血化瘀药 …………………………… 159

丹参 ……………………………………… 159

赤芍 ……………………………………… 159

益母草 …………………………………… 160

桃仁 ……………………………………… 160

红花 ……………………………………… 160

川芎 ……………………………………… 161

泽兰叶 …………………………………… 161

鸡血藤 …………………………………… 161

八、其他中药 ……………………………… 162

大黄 ……………………………………… 162

火麻仁 …………………………………… 162

草决明 …………………………………… 163

金钱草 …………………………………… 163

海金沙 …………………………………… 163

夏枯草 …………………………………… 163

天麻 ……………………………………… 164

柴胡 ……………………………………… 164

香附 ·· 164

郁金 ·· 165

酸枣仁 ·· 165

柏子仁 ·· 166

夜交藤 ·· 166

灵芝 ·· 166

附录 ·· 168

一、聂莉芳已出版的肾病著作 ····················168

二、聂莉芳曾主讲的电视讲座 ····················168

第一讲
慢性肾脏病的主要临床表现及病因病机

一、尿量减少

正常成人每日尿量约为1500ml。尿量减少是指24小时尿量少于400ml。若每日尿量少于100ml者，西医学称为无尿或尿闭。一般情况下尿量减少会伴发水肿。因肾脏病的因素导致少尿或无尿多见于以下几种情况。

1.肾前性因素　如心力衰竭、休克、脱水、重症肝病等。

2.肾脏因素

（1）如急性肾炎、慢性肾炎、肾衰竭等肾脏疾病导致肾小球滤过率及肾小球滤过面积下降而致尿量减少。

（2）肾病综合征患者由于大量蛋白尿导致低蛋白血症，引起血浆胶体渗透压下降，水分从血管进入组织间隙，则有效循环血容量不足导致尿量减少。

中医学认为水液代谢与肺、脾、肾、膀胱、三焦诸脏腑密切相关，"肺为水之上源""脾主运化水湿""肾主水""膀胱为州都之官""三焦为水道"。再者水液代谢的运行与气血亦有关系，"气行则水行""血不利则为水"。因此，尿少水肿的中医病机与上述脏腑功能失调相关，如脾肾阳虚、气化失司，脾失健运、水湿内停，气滞水停，血瘀水停。

虽然西药利尿剂与输注白蛋白对肾脏病患者尿少水肿有一定的治疗效果，但对部分患者无效，且有电解质紊乱的副作用。笔者在临床上主要根据患者水肿尿少的中医病机，运用中药配合食疗，达到利尿消肿的效果。

二、夜尿增多

正常情况下白天尿量应大于夜间尿量，正常人夜间从晚上6时至次日晨6时，排出的尿总量应少于全天总量的1/2（白天：夜间约为2∶1）。若夜间尿量超过全天的一半，且夜尿次数增多，尤其下半夜仍需起床排尿者则称为夜尿增多。西医学认为当肾功能不全时，肾小管功能损害，浓缩尿液的能力减退，重吸收水分减少，致使夜间尿量增多，一般超过750ml。值得注意的是，夜尿强调的是夜间排尿总量，而不是夜间排尿次数。所以患者发现夜尿量明显增加时，应该检查血肌酐是否正常。

若睡前饮水较多也可出现夜尿量增加；若因睡眠较差频繁如厕，亦可出现夜尿次数增加。上述两种情况均属于生理性范畴。

中医学认为夜尿增多是由肾气不足，气化无权，关门失司所致。

三、尿频、尿急、尿涩痛

尿频是指排尿次数增多，频繁排尿。尿急是指憋不住尿，尿意一来即需排尿。尿涩痛是指排尿不畅且有疼痛感。

西医学将尿频、尿急、尿痛通称为尿路刺激征。其为慢性尿路感染及尿道综合征的主要临床表现。

根据"尿频、尿急、尿涩痛"的症状，可归为中医学"淋证"范畴，取其"小便淋漓涩痛"之意。与西医学的"淋病"不可混为一谈。

关于"淋证"的分类，据中医文献所载有"五淋""七淋""八淋"3种分类方法。笔者认为《诸病源候论》对"七淋"的论述较为全面且实用价值高。"七淋"指气淋、血淋、膏淋、石淋、劳淋、寒淋、热淋七种。

淋证的中医病机有实证和虚证之分。一般发病急骤，病程短者属于实证，若病程迁延缠绵则多为虚证或虚中夹实证。实证多因膀胱湿热壅盛；虚证多见于肝肾阴虚与气阴两虚。

四、血尿

血尿是西医学的名词。正常人尿液中无红细胞，尿沉渣镜检红细胞<3个/高倍视野（HPF）。若尿沉渣红细胞>3个/HPF则为血尿。血尿可分为镜下血尿和肉眼血尿。镜下血尿是指肉眼观察不到，仅在光学显微镜下发现红细胞数目增多。镜下血尿容易被患者忽视，多在常规体检时才被发现。肉眼血尿是指能够被肉眼观察到，此时1L尿液中出血量超过了1ml。随出血量多少的不同，小便呈淡红色、鲜红色或茶褐色。

通过尿液红细胞形态学检查，可以判断血尿是属于肾小球性血尿还是非肾小球性血尿。肾小球性血尿是指红细胞从肾小球漏出，呈现较多的变形性红细胞，见于多种肾脏疾病如IgA肾病。非肾小球性血尿是指红细胞不是来自于肾小球，红细胞基本不变形，常见于尿路结石及尿路感染等多种原因导致的尿路损伤性出血。

血尿属于中医学"尿血"和"血淋"的范畴。中医学的"尿血"是指小便中混有血液或伴有血块夹杂而下，尿时没有疼痛的感觉。"血淋"的临床表现特点为小便短涩，滴沥刺痛，欲出未尽，小便拘急，或痛引腰腹，小便红赤或夹有血块。所以中医学通常以血尿不伴疼痛为尿血；以血尿伴有疼痛者为血淋。

血尿和血淋的中医病机有虚实之分，实证主要为膀胱有热，热伤血络。正如《素问·气厥论》所说："胞移热于膀胱，则癃、溺血。"《金匮要略·五脏风寒积聚病脉证并治》："热在下焦者，则尿血，亦令淋秘不通。"血尿的虚证与脾肾虚弱统血固精失职、血不归经密切相关。血淋的虚证常兼夹邪实，多见于脾肾虚弱兼夹湿热。实证多急性起病，虚证多病程缠绵。

五、蛋白尿

蛋白尿是西医学的名词，是多种肾脏疾病最常见的临床表现之一。正常人24小时尿蛋白定量应<0.3g。蛋白尿的检查有定性和定量之分，24小时尿蛋白定量的检查尤为重要和精确。肾脏病患者应每月检查一次24小时尿蛋白定量。24小时尿蛋白定量<1.0g为轻度蛋白尿，24小时尿蛋白定量>3.5g为大量蛋白尿，24小时尿蛋白定量在1.0~3.5g为中度蛋白尿。蛋白尿患者常伴发水肿，许多患者是因为出现水肿后而检查出蛋白尿。因而对于没有水肿的患者容易忽视蛋白尿的检查，所以平时或体检时应注意检查尿液。这对早期发现和治疗肾脏病十分重要。

虽然中医古籍中没有蛋白尿的名词，但是蛋白质作为人体的精微物质，不应外泄，中医理论认为"脾主升清""肾主藏精"，表明人体的精微物质与脾肾的统摄功能有关。因而蛋白尿的中医病机主要为脾肾亏虚、升清固精无权。

六、水肿

水肿是肾脏病中常见的症状，是由体内水液运行失常而潴留所致，外溢肌肤则引起头面、眼睑、四肢水肿，内聚于胸腹则出现胸腔积液、腹水，甚至出现全身水肿。水肿有轻、中、重度之分。

肾性水肿分肾病型水肿与肾炎型水肿两类。临床上如果只将水肿确定为肾性水肿是不够的，还应进一步确定是肾病型水肿还是肾炎型水肿。肾病型水肿的相关指标主要有24小时尿蛋白定量应≥3.5g，以及血浆白蛋白<30g/L。非肾病型水肿即为肾炎型水肿。

水肿是中医学的病证名，在《内经》中称为"水病"。《金匮要略》称为"水气病"。《丹溪心法》将其证候分为"阴水""阳水"。后人一般称"水肿"或"浮肿"。其病因不外乎外因和内因两个方面，外因多为风寒、风热、湿邪或皮肤疮毒等；内因多为饮食劳倦、房劳过度或素体虚弱等。中医病机为肺失宣发肃降、脾失运化输布、肾失温化开合、三焦失于通调；与此同时气、血、水三者的协调关系紊乱，以致水液代谢障碍，继之水湿停聚体内及四肢、胸腹而发为水肿。

七、腰痛

腰痛是患者自觉腰部酸痛或胀痛，可为单侧性或双侧性，多持续存在，可见于多种疾病。腰痛是慢性肾脏病的常见症状，多为酸痛或钝痛，主要由于肾实质发生病变，使肾包膜的张力增高，牵扯感觉神经末梢所致。肾脏发生病变不一定都引起腰痛，甚至有的肾脏发生了严重病变也没有出现明显腰痛的症状。因此，腰痛虽然是肾脏病的一个常见症状，但不是必见症状。

泌尿系结石患者，严重时可表现为肾绞痛，多呈阵发性、疼痛如刀割，部位多在腰腹或腹部，且常放射至下腹部、腹股沟、大腿内侧等。

中医学认为"腰为肾之府"，说明腰痛与肾关系非常密切。肾虚无以濡养筋脉则腰部常酸软而痛。肾虚又可分为肾阴虚、肾阳虚以及肾气阴两虚诸证型，临床观察到腰痛以肾气阴两虚型最为多见。另外，感受寒湿、湿热或气滞血瘀，经脉受阻，致气血运行不畅，亦可发生腰痛。

八、皮肤紫癜

皮肤紫癜是紫癜性肾炎的必见症状，可发生在肾损害之前或者之后。紫癜为出血性斑点，稍高于皮肤，可有痒感，多在四肢远端、臀部及下腹部出现，呈对称性分布，一般1~2周后渐渐消退。

紫癜性肾炎的发病以儿童及青少年居多，男性多于女性，多发于寒冷季节。紫癜性肾炎的临床表现主要有肾外表现和肾受累表现。肾外表现以皮肤紫癜、关节疼痛、腹痛为特点。约2/3的患者可伴发关节肿痛，多发生在踝关节，偶尔发生在腕和手指关节；约1/4的患者可伴发腹部绞痛、腹泻，腹痛常位于脐周、腹下区及全腹部；甚至还可出现呕血、黑便等胃肠道出血症状。肾受累表现有血尿、蛋白尿，部分患者可出现肾病综合征和肾功能不全。

中医学并无紫癜性肾炎之病名，但从该病的主要临床表现来看，可归于"斑疹""肌衄""葡萄疫"等范畴。所谓"肌衄"，正如《张氏医通》所说"血从毛孔出者为肌衄"。所谓"葡萄疫"，正如《外科正宗》所云："葡萄疫，其患多见于小儿，感受四时不正之气，郁于皮肤不散，结成大小青紫斑点，色若葡萄，发在遍体头面。"

中医学认为出血证是由于各种原因导致血液不循脉道而离经妄行。紫癜性肾炎初发病时，起病急骤，因于风热壅肺，血热妄行，发于皮毛，是为实证。久病多虚，责之脾肾虚损，统摄无权，血溢脉外，泛于肌肤；亦有因肝肾阴虚，虚热内生，伤及血络者。

九、肾性高血压

肾性高血压是因肾脏疾病而引起的高血压，是最常见的继发性高血压之一，占成人高血压的5%~10%，其主要临床表现为头晕、头痛、头重等，部分人群无明显症状。肾性高血压又可分为肾血管性高血压及肾实质性高血压。肾血管性高血压是因肾动脉狭窄导致肾缺血而引起的；肾实质性高血压是由单侧或双侧肾实质疾病引起的。

肾性高血压与肾功能状态有关，随着肾功能的减退，患者伴有高血压的比例也随之增加，肾功能衰竭后期80%以上患者伴有不同程度的高血压。

肾性高血压常见头晕目眩之症，其中医病机多与肝肾阴虚、肝阳上亢及痰浊内阻、清阳不升有关。正如《灵枢·海论》云："髓海不足，则脑转耳鸣。"《素问·至真要大论》云："诸风掉眩，皆属于肝。"再者人体气机升降相因，慢性肾衰竭患者因下关而浊阴不降，则清阳不升，清阳之气不能上荣头目亦可见头晕目眩，正如《灵枢·口问》所论："故上气不足，脑为之不满，耳为之苦鸣，头为之苦倾，目为之眩。"

十、恶心、呕吐

恶心、呕吐是消化功能失调的表现，也是肾病综合征患者及肾衰竭患者的常见症状。

肾病综合征的患者由于尿中丢失大量蛋白，以致低蛋白血症，继之患者出现肢体水肿及胃肠道反应。水湿内阻肠胃，导致消化功能失调，从而出现恶心、呕吐或腹泻等症。中医学认为"脾主运化水湿"，但反过来水湿内停也能困阻脾土，以致胃失和降、脾不升清，从而出现恶心、呕吐或腹泻的症状。

慢性肾衰竭的患者由于尿素在胃肠道被细菌的尿素酶分解为氨后，刺激胃肠道黏膜产生炎症或溃疡；再者尿毒症毒素特别是中分子物质影响胃肠道细胞代谢，导致细胞水肿，消化道功能失调；同时也影响到胃泌素的排泄和失活，形成高胃泌素低胃酸的情况，这些因素均可导致消化功能失调，致使患者出现恶心、呕吐等症状。

为什么慢性肾衰竭患者晨起时恶心、呕吐症状加重？这是因为肾功能衰竭时尿的浓缩功能减退，以致患者夜尿量多，水分在夜间大量丢失而使血液浓缩，晨起血肌酐值相对升高故症状加重。同时消化系统症状的轻重，与肾功能毁损的程度及血肌酐数值的高低呈正相关性。

中医学认为这是关格病的"上格"现象，其中医病机是肾气衰惫，气化无权，二便失司，遂致浊邪内停，上干脾胃，胃失和降。

十一、口中有尿味

慢性肾衰竭患者常觉口腔里有异味，如"氨味""尿味""化肥味""臭味"等，且口中尿味的大小与血肌酐值的高低有一定相关性。

为什么口中有尿味？是因为患者肾功能衰竭时体内的毒素，如尿素氮等不能正常从尿中排出，遂蓄积于体内。而肠道中细菌的尿素酶将尿素氮分解为氨，刺激胃肠道黏膜，故从口腔散发出一种异臭味，俗称"尿味"。

中医学认为"肾主气化"，能使"浊阴出下窍"，即人体的糟粕从大小便排出。倘若肾气衰惫，气化无权，浊阴则逆而上行，故口中有尿味。

十二、皮肤瘙痒

慢性肾衰竭患者常有皮肤瘙痒的症状，甚者瘙痒难忍，烦躁不安，影响睡眠。其原因如下：

1.氮质代谢产物潴留对皮肤的刺激，以及皮脂腺及汗腺萎缩致使皮肤干燥而引起瘙痒。

2.由尿毒症神经病变引起瘙痒，属于神经性皮肤瘙痒症。这种皮肤瘙痒经透析治疗无效。

3.与甲状旁腺功能亢进有关。

笔者认为皮肤瘙痒的中医病机系血虚风燥所致。慢性肾衰竭病程迁延，久则耗伤精血，或瘀血内结，而新血又化生障碍。津枯血少，肌肤失于濡养，血燥而生风，故见皮肤干燥或肌肤甲错。

十三、面色萎黄，唇、甲苍白无华

面色萎黄，唇、甲苍白无华是肾性贫血的表现。肾性贫血与肾实质损害致促红细胞生成素减少、血中尿毒症毒素缩短红细胞寿命及各种出血倾向引起血液丢失等因素有关，且贫血的轻重与患者的肾功能损害程度呈正相关性。

中医学认为面色萎黄，唇、甲苍白无华是血虚的表现。其中医病机与肾虚导致血虚，以及肾衰竭时患者呕恶、纳呆致使脾胃化生气血不足等密切相关。

十四、乏力

乏力是患者自觉肢体疲乏无力，程度有轻、中、重之分，是多种肾脏疾病患者的常见主诉。尤其以糖尿病肾病及慢性肾衰竭患者更为常见。

《素问·通评虚实论》说"精气夺则虚"。中医学认为乏力是气虚的表现，其中医病机以肺、脾、肾气虚为主。肺气虚卫外不固则易感冒，脾气虚则神疲乏力而纳少，肾气虚则腰膝失养而腰膝酸软。

十五、咽喉肿痛

咽喉肿痛是咽喉部红肿热痛，部分患者常有扁桃体炎。咽喉部的炎症是肾脏疾病的诱发及加重因素，必须重视及积极治疗。

咽喉是肺、胃的门户，肾、心、脾、肝诸经络与之相连。其中医病机多见于风热表证，肺胃毒邪壅塞，以及肝肾阴虚，虚火上炎。中医解毒利咽法对控制咽喉肿痛显示出较好的疗效。对于慢性肾脏病患者平素易发咽喉肿痛者，笔者常在辨证处方中加入利咽解毒之品，这对于预防感冒，减少诱发有一定的作用。这也体现了中医治未病的特色。

十六、库欣综合征

库欣综合征的主要表现为满月脸、痤疮、面色潮红、向心性肥胖等。肾病综合征患者使用大量激素后常出现库欣综合征，属于激素的副作用。可从以下几个方面来辨别库欣综合征。

1.向心性肥胖：躯干肥而四肢瘦。

2.满月脸：面如满月，且红润多脂。

3.水牛背：背部是"水牛背"模样，腹部悬垂。

另外还有糖代谢障碍，表现为高血糖；心血管病变，表现为高血压；神经精神障碍，患者表现出不同程度的激动、烦躁、失眠、抑郁、妄想等神经精神的改变。

国内多数学者认为库欣综合征的中医病机为肝肾阴虚，肝阳上亢。

第二讲

慢性肾脏病的主要中医病名研究

长期以来临床上对中医的辨病不够重视，存在着废病存证的趋势，致使整理研究中医病名的工作一直是一个薄弱环节。笔者认为这对于继承发扬中医药学和进一步提高辨证论治的水平都是不利的。有鉴于此本讲就辨中医病名的重要性及如何整理研究中医病名谈谈个人的看法。

一、辨中医病名的重要性

从中医学的发展过程来看，病与证都是在当时的历史条件下，凭医者的感觉器官直观地诊察病态，运用中医理论并经过长期的临床实践，通过综合分析总结出来的，是同一个理论体系的产物，是中医诊断疾病中不可分割的两个部分。诚然辨证是论治的直接前提和依据，在理、法、方、药四个环节中，法随证立，方从法出，方以药成，可见法、方、药都是随证而确立的。再者"同病异治""异病同治"也是建立在证的基础之上。但是辨证是不能完全取代辨病的，二者应互相补充且进行有机结合。我们先从病与证的涵义来了解它们之间的关系。清代徐灵胎指出："凡病之总者，谓之病……有病同证异者，有证同病异者，有证与病相因者。盖合之则曰病，分之则曰证。"又云："欲治病者，必先识病之名，能识病名而后求其病之所由生，知其所由生又当辨其生之因各不同，而病状所由异，然后考虑治之之法。"可见病是一个总的概念，它包括病因、病机、临床症状的特点、发展传变规律、治疗原则及预后等内容；而证是在每个疾病的过程中，由于个体体质的差异，以及气候、环境、情绪、治疗等不同因素的影响所表现的不同的证候特点。二者是总体与局部、共性与个性的关系。

关于中医病名的重要性，笔者认为主要体现在以下几个方面。首先是对疾病的认识，如病因、病机、临床表现及证候特点、发展传变规律等方面具有整体观念，从而对论治具有整体性的指导意义，避免随证变法的被动应付局面。如叶天士所说："盖病有见证，有变证，有转证，必灼见其初终转变，胸有成竹，而后施之以方。"下面举几个例子以说明之。如痰饮病，它是以病因与发病特点命名的。痰字古作淡，淡与澹通，为水动貌，故《脉经》《千金翼》称"淡饮"。说明本病有变动不居、流溢为患的特点。从痰的性质来分，有寒痰、湿痰、热痰等。根据饮停部位的不同，《金匮要略》又分为支饮、悬饮、溢饮、痰饮等。痰饮为阴邪，系机体水液代谢失常的表现，基于这一病机认识，张仲景提出了一般的治疗原则即"病痰饮者，当以温药和之"。代表方剂为苓桂术甘汤，重在振奋脾阳，蠲化痰饮。若为热痰则应清热化痰。因饮停部位的不同和病势的急迫所需，又可因势利导地运用"开鬼门，洁净府"，或分消前后逐水诸法。可见只有对痰饮病的全过程及病因病机有深入的认识，胸中有全局，才能将权宜之计与治本之法运用得恰到好处。既有一定之规，又能圆机活法，如此才能促使痰病痊愈。又如关格病，它与西医学的慢性肾衰竭的尿毒症期很相似。虽以上格为呕恶吐逆，下关则小便闭这一突出的临床特点而命名，然本病的病机为本虚标实。本虚的重点是脾肾气阴两虚，邪实有外邪、瘀血、风动、湿浊、水停等诸种。它是由于正虚卫外失司、帅血无权、气化失职所致，所以正虚是本病的本质所在。如张景岳所说："是虽与劳损证若有不同，而实即劳损之别名也。"基于这一认识，我们针对本病本虚的本质，重视脾肾气阴两补，以扶助正气为主，摸索出了一些有效的方药，不仅可使患者的症状减轻或消除，而且观察有关理化指标亦有明显的改善，取得了较好的临床疗效，对缓解病情，延长患者的生命确有裨益。如果对本病的本质及发展过程没有一个全面而深刻的认识，反被一时的邪实假象所迷惑，不能恰当地处理整个病程中扶正与祛邪的辨证关系，必然重蹈"虚虚实实"的覆辙。其他如伤寒病，易伤人阳气，循着六经的规律传变，各个阶段有着不同的治法，重在顾护阳气。温病易伤人之阴液，循着卫气营血的规律传变，治疗总则强调要保存津液。痢疾病由于病程久暂的不同，而有"初痢忌涩，久痢忌攻"的治法要求。可见先辨病而后辨证，才能在认识疾病及指导治疗方面具有整体性，使治疗思路清晰，减少盲目性。这一点是辨证所不能及的。从判断疾病的预后方面看，如中风、虚劳、臌胀、噎膈四病，历代医家向来认为是疑难大病，预后不佳。纵然辨证准确，亦终难立起沉疴。只有认识疾病，才能判断预后，做到心中有数。同时如果离开辨病而泛泛谈辨证，那么辨证也是不能深化的。只有重视辨病，着眼于疾病的本质，才能使辨证论治得以深化，从而提高临床疗效。又如胸痹病，一般认为与冠心病心绞痛相似。根据以胸膺部疼痛为主症，患者有唇暗、舌有瘀斑等征象，可见血瘀证是本病的核心问题，故而强调用活血化瘀法治疗本病。虽然取得了一定的临床疗效，但如能从中医对本病病机为本虚标实来认识，在温通心阳、益心气、养心阴等扶正的基础上配合活血化瘀，必然会进一步提高本病的疗效，而且可以避免久用活血化瘀药伤正的弊病。

再者中医辨病的重要性还体现在我们可以根据病名而便于查阅古代文献，更好地整理发掘，继承发扬前人有关这方面的经验，对提高中医临床水平有所裨益。如果仅着眼于证，不辨病就无法查阅古代文献，从中有所借鉴，势必使治疗思路有所局限。针对当前不重视中医辨病的倾向，有必要了解中医学辨病的重要性。只有将辨病与辨证相结合，才能进一步提高临床研究与治疗水平，广开治疗思路，可望对某些疑难疾病的治疗有新的突破。

二、如何整理研究中医病名

从中医病名本身的情况来看，存在着一个需要整理研究提高统一规范化的问题。如病名繁复、混杂、过癖、病证不分等，以致在临床运用上医者互相不统一，直接影响了对疾病的深入认识和统一诊断。只有以中医理论为指导，在整理继承前人经验的基础上，结合我们的临床实践加以研究提高，制订出统一的诊断标准，才能使中医病名具有当代新的水平，以便于临床掌握运用。

关于整理研究中医病名的具体步骤和方法，首先需要对中医病名进行系统的文献整理工作，以便从中了解每个病名的历史沿革情况和中医病名总的概况。为寻找内部的规律性，决定取舍，制定病名的统一诊断标准，获得第一手资料，提供文献依据。在此基础上按照一定的规律特点进行病名的分类，如风病类，大致包括肝风、肾风、首风、偏风等15个病名。以风命名，主要根据临床表现具有"善行而数变""风胜则动"等风邪的特点，如发病急骤，变化快，病位行无定处，变幻无常，有动摇不定的症状。另外有的与感受风邪有关。

经过文献整理与病名分类后，应在同一类病名中，结合临床实践予以取舍，定出切合实用的病名，并制定其诊断标准。如水气病类是以水湿潴留体内，出现面目、四肢、胸腹甚至全身水肿的一类疾患。在《金匮要略·水气病脉证并治》中有四水及五水的名称。元代朱丹溪根据证候寒热虚实的不同分为阴水与阳水两大类型。阴水、阳水不是病名，而是属于证候的范畴。结合临床实践，我们取用风水、皮水、正水、石水四水，而舍去五水。因为五水是根据水肿与脏腑的关系而命名。一方面从仲景原文来看很难看出它的诊断特点；另一方面水液代谢的障碍多与肺、脾、肾、膀胱、三焦诸脏腑的功能失调有关，虽然有所侧重，但很难用某一个脏腑的功能失调来解释。四水主要是根据水肿的部位而命名，当然风水亦包括病因在内。经临床运用基本是可行的。倘若有的病名本来就能反映该病的特点，基本上可以沿用。

对于同一个疾病，历代名称较多时，应当弃去生僻的病名，而选择一种较为通俗的病名。如痢疾是以腹痛、里急后重、痢下赤白脓血为特征的疾患。本病在《内经》中称为肠澼；《金匮要略》将它与"泄泻"通称为下利。宋以前的方书亦称为滞下。南宋严用和在《济生方》中称为痢疾。我们认为痢疾这一名称较为通俗，其他名称则主张弃去不用。

如果同一个名称，历代涵义不同时，认为可依据古代文献，并结合当前的临床实际予以统一，给予其恰当的病名涵义。如关格一词最早见于《内经》。从《素问·六节藏象论》和《灵枢·终始》所描述的关格来看，是指人迎与寸口脉均极度充盛的脉象。而《灵枢·脉度》的关格是指阴阳均偏盛，不能互相营运的病机。汉代张仲景发展了《内经》对关格的认识，明确提出以小便不通和吐逆为主要症状。后世医家宗仲景之说者居多。但隋代巢元方在《诸病源候论·大便病诸候》一节中所指的关格与《伤寒论》不同，其临床表现主要是大小便俱不通，同时伴有腹胀满、腹痛之症。因此关格的概念为"二便俱不通"。由巢元方提出后，一直沿革到北宋，而且当时有以大承气汤为主治疗关格的验案及有关通腑的方剂记载，因而引起了现代医者对关格病涵义的争议。有的认为其相当于西医学"急腹症"的范畴；有的则认为相当于慢性肾衰竭尿毒症期。针对这种情况，笔者认为应从历代多数医家，宗仲景之说，关格是一种脾肾衰败，气化无权，湿浊上泛，以下关上格为特点的本虚标实的危重疾病,随之制订出本病的诊断标准。基于病名既要反映疾病的特点,同时也应反映它的全过程,结合临床实践,我们又将关格病分为虚损期、关格期两期。在整理研究中医病名的过程中,是否对某些病证可以重新认识,把它归入病名的范畴。或者在临床实践的基础上,提出一些新的病名。这仅是笔者的一点设想。因为中医对疾病的认识主要是根据病能。"能",古通"态",系疾病的临床表现及病因、病机的统称。如胃脘痛,出于《素问·五常政大论》,原是病症名,是以胃脘部近心窝处经常发生疼痛为主要临床表现,由饮食失节、劳倦所伤、情志郁结、脾胃虚寒等所致。病机有寒、热、虚、实之分。虽然古代文献所称的九种心痛多指胃脘痛,但分类不一,且过于繁杂,不便掌握运用,是否可将胃脘痛称之为病名。再如咳嗽一症,集中反映了肺脏气机失调的主要病理表现。《内经》中设专篇论述,其病位重点在肺,亦可由五脏六腑累及于肺。病机有外感内伤、虚、实、寒、热诸种,是否也可将之称为病名。只要我们深入地分析研究,统一认识,就可以逐步地使中医病名具有系统性、完整性,内容更加丰富。

在以上整理研究中医病名的基础上,还可以进行中西医病名对照这一工作,但不能急于求成,要分先后步骤,能对照的先进行,暂时不能对照的,有待于今后在临床实践中逐步摸索。整理研究中医病名的工作是一个细致、复杂、艰巨、科学性较强的工作。要想使中医病名逐步统一、规范化,不是某一个地区和部门所能办到的,必须多次召开中医学术会议,集中全国的中医力量,认真总结每一个疾病的规律,制订出中医病名的诊断标准,并在临床运用中不断地进行修订,使之日臻完善。只要我们重视这项工作并脚踏实地去做,就必然能为继承发扬中医药学作出重要贡献。

1.尿血 尿血是中医的病证名。《内经》中最早有"溺血""溲血"的名称,如《素问·气厥论》:"胞移热于膀胱,则癃,溺血。"《素问·痿论》:"悲哀太甚,则胞络绝,胞络绝则阳气内动,发则心下崩,数溲血也。"《素问·四时刺逆从论》:"少阴……涩则病积溲血。"首先提出"尿血"这一病证名的是汉代医家张仲景,他在《金匮要略·五脏风寒积聚脉证并治》中描述:"热在下焦者,则尿血。"后世医家在各自的医学著作中宗仲景之"尿血"的称谓居多。

血尿是西医学的名词。正常人尿沉渣镜检每高倍视野红细胞<3个。若

尿沉渣每高倍视野红细胞>3个则为血尿。血尿可分为镜下血尿和肉眼血尿。镜下血尿是指肉眼观察不到，仅在光学显微镜下发现红细胞数目增多，故称为镜下血尿。镜下血尿容易被患者忽视，多在常规体检时才被发现。肉眼血尿是指能够被肉眼观察到，此时1L尿液中出血量超过了1ml。随出血量多少的不同，小便呈淡红色、鲜红色或茶褐色。西医所称的镜下血尿在古代限于历史条件，不可能被发现。笔者认为由于镜下血尿与肉眼血尿没有质的区别，仅是量的多少而已，因而镜下血尿亦可以归属于中医"尿血"的范畴。

通过尿液红细胞形态学检查，可以了解到血尿是属于肾小球性血尿还是非肾小球性血尿。肾小球性血尿是指红细胞从肾小球漏出，呈现较多的变形性红细胞，常见于多种肾脏疾病，如IgA肾病、急性肾炎、隐匿性肾炎、紫癜性肾炎等。非肾小球性血尿是指红细胞不是来自于肾小球，红细胞基本不变形，常见于尿路结石及尿路感染等多种原因导致的尿路损伤性出血。笔者认为以上疾病均可归属于为中医学"尿血"的病证名。

中医学的"尿血"与"血淋"二者的鉴别诊断要点如下。陈无择在《三因极一病证方论·尿血证治》中谈到："与淋不同，以其不痛，故属尿血，痛则当在血淋门。"戴原礼在《证治要诀·小便血》也说："痛者为血淋，不痛者为尿血。"综观历代中医文献，"尿血"是指小便中混有血液或伴有血块夹杂而下，随出血量多少的不同，使小便呈淡红色、鲜红色或茶褐色，尿时没有疼痛的感觉。血淋的临床表现特点为小便短涩，滴沥刺痛，欲出未尽，小便拘急，或痛引腰腹，小便红赤或夹有血块。所以，中医学通常以血尿不伴疼痛者为尿血；以血尿伴有疼痛者为血淋。

IgA肾病为西医学的免疫病理学诊断的病名，中医古代文献中无此病名。因为该病以血尿为主要临床表现，故笔者认为可归属于中医学"尿血"的病证名。王海燕教授主编的《肾脏病学》明确提出了血尿是IgA肾病最常见的临床表现，临床上70%~90%的IgA肾病患者表现为血尿。笔者认为虽然IgA肾病的血尿有肉眼血尿和镜下血尿两种情况，但均为肾小球性血尿，二者没有质的区别。所以笔者认为IgA肾病的中医病名定为中医学的"尿血"病证名较为恰当，也比较符合IgA肾病的实际情况。

目前国内少数中医肾病学者认为IgA肾病的中医病名为"肾风"，其立论依据为"风邪入于少阴，则尿血"，笔者认为这是不恰当的。《诸病源候论·小便血候》"风邪入于少阴，则尿血"的涵义，是指风热之邪下扰肾络出现尿血的中医病机，而不应作为中医病名来看待。而肾风作为中医病名首见于《素问·奇病论》："帝曰：有病症然如有水状，切其脉大紧，身无痛者，形不瘦，不能食、食少，名为何病？岐伯曰：病生在肾，名为肾风。肾风而不能食，善惊，惊已，心气痿者死。"再者《素问·风论》："肾风之状，多汗恶风，面症然浮肿，脊痛不能正立，其色烟，隐曲不利，诊在肌上，其色黑。"可见《内经》中所言的肾风病，其临床表现为水肿、腰痛、不能食、善惊、面色黑，笔者认为此相当于西医学的慢性肾衰竭的临床表现。

2.水气病 水气病是中医病名，首见于《金匮要略·水气病脉证并治》。它是由于体内水液运行失常而潴留所致，外溢于肌肤则引起头面、眼睑、四肢水肿，内聚于胸腹则出现胸腔积液、腹水，甚至出现全身水肿。根据临床特点分为风水、皮水、正水、石水四类，根据五脏定位分为心水、肝水、脾水、肺水、肾水五类。

结合慢性肾脏病水肿的临床特点，笔者选用《金匮要略·水气病脉证并治》中的风水、皮水、正水三种名称，而舍去石水和五脏水。因为风水、皮水、正水主要是根据水肿的部位而命名，其中风水亦包括病因在内。石水相当于西医的肝硬化腹水，故不在肾病的水气病之列。五脏水是根据水肿与脏腑的关系而命名。一方面从仲景原文来看很难看出它的诊断特点；另一方面水液代谢的障碍多与肺、脾、肾、膀胱、三焦诸脏腑的功能失调有关，虽然有所侧重，但很难用某一个脏腑的功能失调来解释。

慢性肾脏病患者以水肿为主要临床表现，如急性肾炎初期、肾病综合征水肿突出阶段，再如微小病变型肾病、膜性肾病、局灶节段性肾小球硬化等均可归属于中医"水气病"的范畴。

（1）风水：《金匮要略·水气病脉证并治》提出了风水的临床特点，"风水其脉自浮，外证骨节疼痛，恶风"。即风水是水肿先从面部开始，并伴有表证。此种类型多见于急性肾炎初期，或肾病综合征急性发作期。

（2）皮水：《金匮要略·水气病脉证并治》指出："皮水其脉亦浮，外证跗肿，按之没指，不恶风，其腹如鼓，不渴，当发其汗。"即皮水的特点是表证已罢，而水势趋于严重。其症状是肢体水肿突出，且按之凹陷，已无恶风等表证。

（3）正水：《金匮要略·水气病脉证并治》："正水其脉沉迟，外证自喘。"正水是水气壅盛，上凌心肺之重症。其症状是水肿严重，伴见胸闷气喘，其脉沉迟。此型水肿临床多见于低蛋白血症，胸、腹腔水肿严重而致呼吸困难的患者。

3.淋证　淋证是中医的病名，始见于《素问·六元正纪大论》，称之为"淋闷"并描述了发病特点，"初之气……其病中热，胀，面目浮肿……小便黄赤，甚则淋"及"其病淋，目瞑目赤，气郁于上而热"。汉代张仲景《金匮要略·消渴小便不利淋病脉证并治》："淋之为病，小便如粟状，小腹弦急，痛引脐中。"隋代巢元方《诸病源候论·淋病诸候》："诸淋者，由肾虚膀胱热故也。"

本病的临床表现特点是小便频数短涩，滴沥刺痛，欲出未尽，小腹拘急，痛及脐中，尿道不利。这与西医学所指的膀胱刺激征极为相似。关于淋证的分类，据文献所载有"五淋""七淋""八淋"3种分类方法。笔者认为《诸病源候论·淋病诸候》所论的"七淋"说较为全面且实用价值高。七淋指气淋、血淋、膏淋、石淋、劳淋、寒淋、热淋七种。

西医学中以排尿困难、淋沥疼痛为主要临床表现的疾病，如尿道综合征、尿路感染等均可归于中医"淋证"的范畴。其中热淋与劳淋最为多见。

（1）热淋：《诸病源候论·淋病诸候》："热淋者，三焦有热，气搏于肾，流入于胞而成淋也。"由于淋证的总病机是"肾虚膀胱热"，故可见热淋是淋证中的常见类型，其特点是小便短、数、热、涩、痛。尿道综合征与尿路感染可归属于中医"热淋"的范畴。

（2）劳淋：《诸病源候论·淋病诸候》："劳淋者，谓劳伤肾气，而生热成淋也。"其临床特点是在小便频、急、热、涩、痛的同时，伴有神疲乏力、腰膝酸痛、手足心热、咽干口燥，舌淡或偏红，苔薄黄腻，脉沉细弱之症，且遇劳易发。慢性尿路感染及慢性尿道综合征可归属于中医"劳淋"的范畴。

特别需要指出的是，中医所称的淋证是形容排尿淋沥不畅，与西医学的性病所指的淋病迥然不同，不可混为一谈。

4.虚损　虚损是中医病名。《素问·通评虚实论》"精气夺则虚"；《素问·调经论》"阳虚则外寒，阴虚则内热"，均论述了虚证的病机。《难经·十四难》提出了"五损"一词。至晋代葛洪《肘后备急方·治虚损羸瘦不堪劳动方》首先提出了"虚损"的病名。

虚损涉及的疾病内容广泛，可以说是中医内科中范围最广的一个病名。

虚损是由禀赋不足、后天失养、久病体虚、积劳内伤等所致的多种以脏腑气血阴阳亏损为主要表现的疾病。而具体到慢性肾脏病而言，患者无明显水肿及血尿、呕恶等表现，而以乏力、腰酸伴尿检异常者，均可归属于"虚损"这一中医病名。如肾病综合征患者处于蛋白尿持续阶段和激素撤减阶段，IgA肾病、慢性肾炎、隐匿性肾炎的迁延期。

第三讲
慢性肾脏病常见的中医证候

中医治疗慢性肾脏病的思路仍然是遵循辨证论治这一中医临床特色。辨证论治是医者通过中医四诊的手段收集患者的各种临床证据，在此基础上运用中医理论得出中医证候的诊断。中医证候的内涵包括定位与定性的综合内容。针对中医证候从而确立相应的治法与方药，即所谓的"法随证立，方从法出"，体现了理、法、方、药的一致性。

对于多种慢性肾脏病而言，如慢性肾炎、IgA肾病、慢性肾功能不全等，倘若患者中医诊断为同一种证候，如均为脾肾气阴两虚时，则治法与方药可以相同，中医学称之为"异病同治"。如果患者西医诊断为同一种肾脏疾病如IgA肾病，但是中医诊断为不同的证候，如一为气阴两虚证，一为肝肾阴虚证，则二者的治法与方药迥异，中医学称之为"同病异治"。即使是同一位患者，在病程中如果中医证候出现变化时，则治法与方药应随证候而变化，这就是中医动态化的特点。

通过长期的临床实践，笔者观察到慢性肾脏病的常见中医证候如下。

一、肝肾阴虚，血不归经证

【主症】镜下血尿或伴见蛋白尿，五心烦热，两目干涩，咽干而痛，耳鸣如蝉，腰膝酸痛，大便偏干，舌红苔少而干，脉细数。

此证型常见于IgA肾病慢性迁延期以血尿为主要表现的患者，以及其他肾炎血尿的患者。

二、肝肾阴虚，肝阳上亢证

【主症】面红目赤，头晕耳鸣，烦躁易怒，手足心热，咽干口燥，舌红，苔少而干或薄黄，脉弦细数。

在慢性肾炎及慢性肾衰竭患者中，临床表现为血压较高且控制不理想者常见本证型。

三、阴虚血热证

【主症】皮肤紫癜时有反复，五心烦热，咽干口燥，大便偏干，镜下血尿或时见肉眼血尿，舌红，苔薄黄，脉细数。

此证型常见于紫癜性肾炎。

四、阴虚毒热证

【主症】面部及胸背痤疮满布，面赤口渴，精神亢奋，五心烦热，舌红苔干，脉细数。

此证型多见于肾病综合征患者大量激素使用阶段。

五、肺肾阴虚证

【主症】咽干微痛，腰膝酸痛，舌偏红少苔，脉细数。

此证型多见于急性肾炎恢复期。

六、肾阴虚证

【主症】腰膝酸痛，手足心热，舌偏红少苔，脉细数。

此证型多见于急性肾炎恢复期、各类肾炎的慢性迁延期及慢性肾衰竭虚损期。

七、气阴两虚证

【主症】神疲乏力，心悸气短，眩晕耳鸣，腰膝酸软而痛，自汗或盗汗，手足不温或手足心热，咽干，大便溏薄或干结，舌淡边有齿痕，苔腻或苔少而干，脉浮大无力或沉细数而无力。

1.**心肾气阴两虚** 上述主症伴见心悸怔忡、不寐。

2.**肺肾气阴两虚** 上述主症伴见自汗易感冒、短气。

3.**脾肾气阴两虚** 上述主症伴见纳呆便溏。

4.肝肾气阴两虚　上述主症伴见头晕目眩、烦躁易怒。

此证型多见于慢性肾衰竭虚损期、肾病综合征蛋白尿持续阶段及多种慢性肾脏病迁延期。

八、气阴两虚，兼夹湿热证

【主症】神疲乏力，腰膝酸痛，手足心热或手足不温，大便溏薄或偏干，尿频急热涩痛，遇劳易发，舌淡或偏红，苔薄黄腻，脉沉细弱。

此证型主要见于慢性尿路感染患者。

九、气阴两虚，兼夹水停证

【主症】下肢水肿，尿量减少，神疲乏力，腰膝酸软而痛，自汗或盗汗，手足不温或手足心热，大便溏薄或干结，舌淡边有齿痕，苔水滑，脉浮大无力或沉细数而无力。

此证型可见于肾病综合征患者。

十、肺脾气虚证

【主症】神疲乏力，自汗易感冒，语音低微，纳呆便溏，口淡不渴，舌淡边有齿痕，苔薄白而润，脉沉弱。

此证型可见于多种慢性肾脏病。

十一、脾肾气虚，血不归经证

【主症】镜下血尿或伴见蛋白尿，神疲乏力，腰膝酸软，夜尿偏多，大便溏薄，口淡不渴，舌淡胖边有齿痕，苔薄白，脉沉弱。

此证型可见于IgA肾病慢性迁延期患者。

十二、脾胃不和，水湿内停证

【主症】肢体水肿，尿量减少，恶心呕吐或大便溏薄，乏力纳差，舌淡边有齿痕，苔薄白水滑，脉沉弱。

此证型常见于肾病综合征水肿突出阶段。

十三、阳虚水停证

【主症】颜面及肢体水肿，按之没指，小便不利，畏寒或手足不温，口淡不渴，舌淡苔薄白而水滑，脉沉迟或沉濡。

此证型可见于肾性水肿的患者。

十四、肺气不宣水停证

【主症】眼睑及颜面水肿，无汗，小便不利，来势迅速，多伴有表证。若伴恶风寒，肢体疼痛，咳嗽痰白，舌苔薄白，脉浮紧者，则为风寒犯肺，肺气不宣水停证；若伴见恶风发热，咽痛，咳嗽痰黄，舌苔薄黄，脉浮数者，则为风热犯肺，肺气不宣水停证。

此证型多见于急性肾炎急性期及肾病综合征急性发作阶段的患者。

十五、血瘀水停证

【主症】尿少水肿，月经量少或闭经，或伴肾静脉血栓，或双下肢水肿不对称，或面唇发黯，舌淡暗或有瘀斑，苔水滑，脉沉涩。

此证型多见于膜性肾病及糖尿病肾病临床表现有水肿的患者。

十六、寒湿中阻证

【主症】恶心呕吐，食欲不振，口中有尿味，口不渴，便溏，乏力，手足不温，舌淡胖而润，苔白腻，脉浮大无力或沉迟无力。

此证型多见于慢性肾衰竭关格期患者。

十七、湿热中阻证

【主症】恶心呕吐，食欲不振，口中尿味重，口苦、口渴或口黏，神疲乏力，大便秘结或黏腻不爽，舌淡苔黄腻，脉滑数。

此证型多见于慢性肾衰竭关格期患者。

十八、下焦（膀胱）湿热证

【主症】尿频、尿急、尿热、尿涩、尿痛，小腹胀痛，腰痛，大便干结，口渴喜饮，舌红苔黄腻，脉滑数。

此证型多见于急性尿路感染的患者。

十九、肺卫风热证

【主症】发热，微恶风寒，咳嗽，咽喉肿痛，尿红赤或镜下血尿，舌边尖红，苔薄白或薄黄，脉浮数。

此证型见于多种慢性肾脏病出现急性上呼吸道感染的患者。

二十、毒热迫血妄行证

【主症】发热面赤，心烦口渴，咽喉肿痛，皮肤紫癜色红或红紫，有痒感，或伴见关节疼痛，或腹痛便血，溲热尿赤，舌红或红绛，苔薄黄或少苔而干，脉数。

此证型见于紫癜性肾炎急性初发阶段，病程较短。

二十一、瘀血阻络证

1.伴见胸痹

【主症】屡发胸闷痛，时放射至左上肢，头晕心悸，咽干口燥喜饮，大便干结，舌暗或有瘀点、瘀斑，舌苔黄，脉沉涩或沉弦。

此证型多见于糖尿病肾病伴冠心病者。

2.伴见血痹

【主症】肢体麻木不仁，形体消瘦，口渴喜饮，大便干结，乏力腰酸，舌红有瘀点，苔薄黄而干，脉沉细涩无力。

此证型多见于糖尿病肾病伴周围神经病变者。

第四讲
慢性肾脏病的中医临床分期研究

"中医临床分期"是一个新的概念，由于慢性肾脏病有病程迁延的特点，为了在不同的病程阶段抓住其主要矛盾，笔者自20世纪80年代初期即研究慢性肾脏病的中医临床分期，并经长期的临床实践证明其对中医宏观辨治有较大的指导作用。下面笔者介绍几个主要慢性肾脏病的中医临床分期研究结果。

一、IgA肾病

IgA肾病的临床表现以血尿为主的居多，因而其中医病证名应属于中医"尿血"的范畴。通过长期的临床实践观察，从中医学的角度来看，鉴于IgA肾病血尿贯穿于整个病程并有反复发作与迁延的特点，笔者在临床上将本病的病程分为两期，即急性发作期和慢性迁延期。在此基础上再进行辨证，将辨病与辨证有机地结合起来，并注意其动态变化的情况。

1.急性发作期 病机以邪实为主，多因肺胃风热毒邪壅盛，迫血下行；亦有因心火炽盛，移热于小肠与膀胱，以致尿血。

2.慢性迁延期 病机以正虚为主，其中以脾肾气阴两虚者最为多见，脾不统血，肾失封藏，以致尿血。

二、原发性肾病综合征

肾病综合征患者水肿与蛋白尿并存，且部分患者经大量激素使用后出现了不同程度的不良反应，当撤减激素时，又呈现依赖性，以致临床情况错综复杂。笔者认为，应抓住每位患者在病程中不同阶段的临床突出矛盾进行辨证论治，分为水肿突出阶段、蛋白尿持续阶段、大量激素使用阶段、激素撤减阶段，其中医证治的重点各不相同。虽然上述情况在临床上不能截然分开，但必须有重点，这样治疗的针对性强，也体现了全过程治疗的整体性。

1.水肿突出阶段　当肾病综合征患者水肿症状突出时，笔者单纯应用中医药辨证论治并配合食疗的方法治疗。中医治疗水肿的优势在于调整恢复有关脏腑的功能，并协调水、气、血三者的关系，即重视机体对水液代谢的自调能力，所以肿退不易反复，且无副作用，同时患者的体力恢复亦较好。此外，也较输注白蛋白或血浆以扩容利尿更为经济。

2.蛋白尿持续阶段

（1）健脾益气以升清：蛋白尿在中医古代文献中无此称谓，然其属于机体的精微物质，不应流失。"脾能运化水谷精微""脾主升清"，机体精微物质的化生与敷布主要依赖脾的生理功能。另外，从临床上观察到大量蛋白尿的患者常出现乏力、神疲、身倦、脉弱等脾气虚诸症，由此佐证蛋白尿的病机与脾气亏虚、升清摄精无权密切相关。因而健脾益气以升清是治疗蛋白尿常用的方法。

（2）益气滋肾以固精："肾藏精"，此精包括先天之精和后天之精，从尿中流失，中医病机可责之于肾失封藏。因而益气滋肾法适宜于气阴两虚的蛋白尿患者。

3.大量激素使用阶段　大量激素使用后的患者会出现不同程度的副作用，如胸背及颜面痤疮满布，甚或皮肤感染、面赤、精神亢奋、五心烦热等，此时配合中医药辨证治疗，一方面可以协同激素提高疗效，同时亦可减少激素的副作用。

4.激素撤减阶段　当患者处于激素撤减阶段时，每个人的反应亦不尽相同。对于激素依赖型的患者，笔者从其服用中等量激素时开始，每次撤减激素的量比一般的标准撤减量要略少，同时两次撤减的间隔期亦长。一般激素撤减阶段的患者常出现气阴两虚及阴阳两虚的表现。

三、慢性肾衰竭

中医治疗慢性肾衰竭历史悠久，前贤有许多宝贵经验值得继承。笔者通过50年的临床研究，认为对于慢性肾衰竭早、中期的患者，运用中医辨证论治进行治疗，确实具有较好的疗效。它的优势表现在可以明显减轻甚至消除患者的症状；可以使患者的血肌酐及血色素等指标得到不同程度的改善；可以明显改善患者的生活质量及延缓肾衰竭的进程，从而延长患者的生命。

鉴于慢性肾衰竭的中医病机为正虚邪实，而且在病程中有虚实主次及标本缓急之异，因而笔者在1984年首次在国内提出了关格病（慢性肾衰竭）分为虚损期、关格期的中医临床分期这一新的学术观点。

1.虚损期　这一阶段患者临床表现以一派虚损症状为主，病机特点以正气虚衰为主，至于属于气虚、阳虚、阴虚、气阴两虚、阴阳两虚则有待于进一步辨证。

2.关格期　慢性肾衰竭的后期阶段，患者的临床表现具有典型的下关上格的关格病特征，病机特点以邪实为主，且病势急骤多变，预后不良。

分期是从宏观的角度划分疾病的阶段，分期与辨证可以相得益彰。然而分期并不是固定不变的，期可分而不可定。虚损期可进展到关格期，关格期经过治疗缓解后可以转为虚损期。通过长期临床实践的验证，关格病分期是可行的，且具有优越性，对临床的指导意义在于：对其病机、临床表现特点及发展变化规律等方面的认识具有整体观念，从而对论治具有整体性的指导意义；有利于关格病辨证论治的规范化研究及治疗方案优化的探讨；有利于对预后作出判断。

第五讲
慢性肾脏病的常用中医治法

一、补法

补法是针对虚证而言的。因慢性肾脏病病程迁延缠绵，"久病多虚"，临床常见多种虚损的中医证候，因而补法极为常用。

运用补法首先应辨清病位，哪虚补哪，同时要考虑五脏的相关性予以相应的兼顾，方能进一步提高疗效。通过长期的临床实践体会，尽管慢性肾脏病有多种多样，然而中医证候仍以脾肾虚损居多，所以补益脾肾最为常用。补脾一般以四君子汤类系列方化裁，补肾则以六味地黄汤类系列方化裁。

由于正虚有气、血、阴、阳虚损诸种，因而在明确病位的基础上，还要辨清病性而选用相应的补气、补血、补阴、补阳的治法。其中仍以气阴两虚多见，定位与定性相结合，故脾肾气阴双补法较为常用。代表方剂为参芪地黄汤。

由于气血阴阳的互根关系，前人曾谓"血不自生，须得生阳气之药，血自旺矣""善补阳者，必于阴中求阳；善补阴者，必于阳中求阴"，因而补益时应从整体考虑方较适宜。比如治疗慢性肾衰竭患者的贫血，常采用益气生血法，取"气旺血生""阳生阴长"之意，很少单纯运用补血法，一般来说补血药可加在相关的方剂中。因为慢性肾衰竭患者脾胃虚弱，单纯运用补血阴柔之品碍胃，虚不受补，欲速则不达。

笔者将慢性肾衰竭患者的中医临床分期分为虚损期和关格期两期，对于虚损期的患者，补法运用较多。但是本病纯虚无邪的情况极为少见，一般在正虚的基础上常兼夹湿浊、湿热、痰热、水停、瘀血、肠胃燥结等邪实的情况，因而运用补法扶助正气的同时，应兼顾祛邪方为万全之策。

慢性肾脏病的蛋白尿的中医病机也与脾肾虚损密切相关。蛋白尿是人体的精微物质，与中医学所述的"精气""清气""精微"的概念相类似。中医学认为，"精气"宜藏不宜泄，"五脏者，藏精气而不泄"；肾为"封藏之本""精之处也""受五脏六腑之精而藏之"；脾主统摄升清，精微物质由脾所生化，又由肾封藏，因此蛋白尿的形成，实与脾肾两脏的虚损以致生化无权、封藏失司密切相关。故而补益脾肾是治疗蛋白尿的常用之法。

血尿的中医病机有虚实之分，急性发作期的血尿多为实证，主要因于热伤血络、迫血妄行。慢性肾脏病的镜下血尿病程迁延，虚证居多，其中医病机为脾肾气虚。因脾不统血，肾失封藏，血离经妄行而致尿血。

补法所选择的补药一部分有壅中、滋腻碍胃之弊，况且久虚之人脾胃多弱，所以在补益剂中酌加健脾和胃理气之品，一方面是"补而勿滞"，充分发挥补益剂的作用；另一方面可保护胃气使化源有继，于虚损有所裨益。

二、发汗解表法

慢性肾脏病患者由于机体免疫功能低下，常易患感冒及上呼吸道感染。反过来感冒又可使慢性肾脏病病情加重，如水肿加重、蛋白尿及血尿反复、血肌酐上升等。因此，对慢性肾脏病患者的感冒及上呼吸道感染不能等闲视之。

中医的发汗解表法是通过宣发肺气、调畅营卫、开泄腠理等作用，使人体微微汗出，从而使肌表的六淫之邪随汗而解的一种治法。它的优点是可以因证、因人、因时制宜，使邪祛而不伤正；对病毒性感冒具有特效；还可避免部分抗生素的副作用。

发汗解表法有辛温解表法、辛凉解表法、扶正解表法诸种。辛温解表法适宜于风寒表证，常用方为桂枝汤、杏苏散、九味羌活汤。麻黄汤为峻汗之剂，不宜选用。若夏令外感风寒，内伤湿滞，则宜用藿香正气散散寒与化湿并进。辛凉解表法适宜于风热表证，常用方为银翘散、桑菊饮。扶正解表法适宜于虚人外感，扶正的目的是鼓邪外出，且邪祛而不伤正。常用方为人参败毒散、加减葳蕤汤、小柴胡汤。其中小柴胡汤虽然在《伤寒论》中为和解少阳的代表方剂，但方中的药物扶正与祛邪兼顾，其柴胡具有较好的抗感冒病毒的作用，故笔者常引申为扶正解表的方剂，临床辨证运用效如桴鼓。

三、解毒利咽法

咽炎、扁桃体炎是肾炎发病与反复加重的重要诱因之一。如蛋白尿及血尿常因咽炎、扁桃体炎的发作而加重。西医学主张运用抗生素及手术摘除扁桃体。中医学认为，咽喉是肺胃的门户，咽炎、扁桃体炎主要责之肺胃热毒上攻。因而，治法为清热解毒、利咽散结，常用方有银翘散、五味消毒饮、经验方银菊玄麦海桔汤。

四、利水退肿法

水肿是慢性肾脏病患者的临床主要表现之一，有肾炎性水肿和肾病性水肿之分。西医的扩容利尿有一定的效果，但是有电解质紊乱的弊病。部分肾病综合征患者经扩容利尿后水肿也难以消退。所以笔者长期单纯运用中医药治疗水肿，取得了一定的疗效。

中医治疗肾性水肿的优势在于调整有关脏腑的功能，并协调水、气、血三者的关系，即重视机体对水液代谢的自调能力，所以肿退不易反复，且无副作用，同时患者的体力恢复亦较好。兹将利水退肿诸法分述如下。

1.宣肺利水法 适用于肾性水肿急性期，证属肺气不宣者，即前贤所谓的"开鬼门""汗法"。常用方为越婢加术汤、越婢五皮饮等。

2.活血利水法 适用于瘀血水停证。其中医病机为水病及血。如女性患者因肾性水肿可致闭经，此时宜活血利水并进，俾瘀去肿消。常用方为经验方加味当归芍药散化裁。

3.健脾和胃利水法 适用于脾胃不和水停证。常用方为香砂六君子汤、参苓白术散、春泽汤等。

4.育阴利水法 适用于阴虚水停证。为防止滋阴腻滞和利水伤阴，宜选用甘寒清补之品与甘淡或甘寒利水之品，常用方为猪苓汤、六味地黄汤加味。

5.温阳利水法 适用于阳虚水停证。脾阳虚则选用实脾饮。肾阳虚而水停宜用济生肾气汤。若心肾阳俱虚、水气凌心者，常选真武汤合苓桂术甘汤。对尿毒症性心包炎，笔者曾以苓桂术甘汤合生脉饮，益气温阳蠲饮而收效。

6.益气养阴利水法 适用于气阴两虚水停证。常用方为参芪地黄汤合五皮饮加味。

7.清热利湿法　适用于湿热内蕴证。湿热之邪常胶着难解，病程缠绵，治宜守方，切勿急于求成。辨识湿热宜分清孰重孰轻及病位中心，用药方能恰到好处。若为下焦湿热，可选经验方加味导赤汤、大橘皮汤。若湿热弥漫三焦，湿重于热者用三仁汤；湿热并重者用杏仁滑石汤。这些方看起来平淡无奇，笔者救治几例危重患者其效尤捷。

8.行气利水法　适用于气滞水停证。若系肺气不宣，脾气壅塞，脘腹胀满水停，常用方为五皮饮、胃苓汤、五苓散、导水茯苓汤。若因肝气郁结水肿加重者，应在利水的同时配用逍遥散、柴胡疏肝散类方药，并辅以情志护理，俾肝气调达，水液运行。

五、通淋法

通淋法是中医通因通用的治法，主要选用利水通淋的方药使尿路畅通。中医的淋证是指尿急、尿频、尿涩、尿痛。尿路感染和尿路结石的患者，常有中医血淋、热淋、石淋、劳淋的表现。

血淋可见于急性膀胱炎的患者，除淋证以外，伴见尿色发赤。常用方剂为小蓟饮子加减。

热淋是指淋证的同时伴有尿热及一系列内热的表现。急性尿路感染的患者多见此证型。常用方剂为经验方加味导赤汤、猪苓汤等。

石淋是指淋证的同时尿中夹有砂石，多见于尿路结石伴感染者。常用方剂为经验方三金排石汤。

劳淋的特点是淋证因劳而反复发作，同时伴见一系列虚损的症状，多见于慢性尿路感染。若为肾阴虚兼湿热者，可选知柏地黄汤加味；若为肾气阴两虚兼夹湿热者，可选参芪地黄汤加味。

六、调理脾胃法

慢性肾衰竭由于肾之气化功能失职，"下关"则不得小便，致使浊阴不能从下窍而出，湿浊上干脾胃，胃失和降则见呕恶纳呆之症，亦即"上格"之表现，治疗当和胃降逆以救"后天之本"。由于湿浊有湿热、寒湿之分，因而治法有清化湿热以调理脾胃和温化寒湿以调理脾胃之异。清化湿热主要选用黄连温胆汤，温化寒湿主要选用香砂六君子汤。通过调理脾胃后，患者不仅呕恶纳呆之症减轻或消失，而且部分患者血肌酐下降，因而调理脾胃法为慢性肾衰竭关格期重症患者的常用治法，且疗效显著。

肾病综合征水肿的患者由于大量蛋白尿而致低蛋白血症、血浆胶体渗透压降低。部分患者由于胃肠道水肿，可以出现呕吐、腹泻等胃肠功能紊乱的表现。调理脾胃利水法适用于肾病综合征水肿脾胃症状突出的患者，如呕吐、恶心、纳差、腹泻等。调理脾胃法在临床应用时当分清疾病的病位、病性，分析病机，针对疾病的寒热虚实，采用相应的理法方药。对于证属脾胃气虚湿阻、胃失和降者，常用方剂为香砂六君子汤合五皮饮加减。对于证属脾胃气虚、脾不升清者，方选参苓白术散合五皮饮加减。

七、通腑泄浊法

通腑泄浊法即中医学的"下法"，主要是运用泻下药通导大便，排除肠胃积滞，使浊邪从下窍而出。此法常用于慢性肾衰竭患者。西医学认为，尿素氮75%由尿排出，25%由肠道随粪便排出，因而近年来问世的口服肠道吸附剂，如氧化淀粉等，就是着眼于导泄，以降低尿素氮。然而在临床运用中出现了腹泻过多，患者体力不支；胃脘不适，难以受纳；尿素氮虽降而患者症状不减的情况。中医通腑泄浊法的优势在于结合患者的个体证候特点，灵活地运用大黄，不仅无以上弊病，且在降低尿素氮的同时，患者便调纳香神振，确有扶危救急之功。

运用大黄治疗关格病始于唐代，近40年来大黄已成为治疗慢性肾衰竭的专药而广泛应用于肾功能衰竭患者。这里强调运用大黄应注重在选择制剂、用量、煎法、配合扶正药四个方面下功夫。

生大黄适用于肠胃积热、大便燥结的患者，用量为3~20g，要注意掌握每位患者的有效治疗量。生大黄宜后下，便前常有轻微腹痛感，不必过虑，便后消失。大便偏干而脾胃虚弱或者是老年慢性肾衰竭患者，则宜选用制大黄同煎，用量为3~20g；有时还可配服麻仁润肠丸或连翘败毒丸等中成药以图缓泻。由于慢性肾衰竭患者正气多虚，纵然腑气不通，亦多为本虚标实证，所以应采用扶正攻下法方合病机，如此可避免一意攻下后正随邪脱的险候。若系脾胃虚寒大便偏干者，常用香砂六君子丸加制大黄；若系肝肾阴虚而致便秘者，常用六味地黄汤加大黄；倘若气阴两虚兼有大便秘结者，常用参芪地黄汤加大黄；若系肾阳虚而兼大便偏干者，可用肾气汤加大黄。此外，若痰热中阻较甚且大便干结者，可暂不配扶正药，而选用黄连温胆汤加生大黄以清化痰热、通腑泄浊为首务。

运用通腑泄浊法治疗慢性肾衰竭一般以药后每日排便两次为度，过多则伤正气。对于慢性肾衰竭大便并不秘结或反而溏薄甚至腹泻的患者，则不宜选用大黄，倘若滥用则有"虚虚"之弊。

对于慢性肾脏病血尿患者而言，无论中医学所说的"尿血"或者血淋，只要患者有大便干结的情况，均应在凉血止血或清热通淋止血的同时，配用通腑泻便的药物。一方面可以排出肠胃的燥结积滞，使浊邪从下而出；另一方面可以清泄内热，即"釜底抽薪"。便通则热除，对于止血与通淋均有裨益。

运用通腑泄热法应权衡腑实的程度及患者的正气虚衰情况，再结合年龄与既往脾胃的强弱，因人而异，且在泻下药的用量及煎服法上下功夫。并注意"中病即止"，才能使邪去而正安。

八、止血法

慢性肾脏病的血尿属于出血证的范畴，根据肾小球性血尿的常见中医证候特点，止血法有多种，体现了标本兼顾的治疗原则。

益气止血法适宜于气虚出血证。中医学认为"气能摄血"，若气虚则血统摄无权，血离经妄行。常用方为补中益气汤、参苓白术散、归脾汤等加味。

滋阴止血法适宜于肾阴虚的出血证。中医学认为"精血同源""肾藏精""肾开窍于二阴"，若血尿患者伴见肾阴虚证，其中医病机责之肾不藏精，治当滋阴止血。常用方为二至丸、六味地黄汤等加味。

凉血止血法适宜于热迫血行的出血证。中医学认为"血宜凉宜静"，此法临床较常用。常用方为小蓟饮子、犀角地黄汤、导赤散、三黄泻心汤等加味。

温阳止血法适宜于脾肾阳虚的出血证。患者在出血的同时，呈现一派脾肾阳虚的表现。常用方为黄土汤、理中汤、肾气丸等加味。

化瘀止血法适宜于血络瘀阻的出血证。其辨证要点为有瘀血的指征，同时出现出血。因瘀血不去，血难以归经，治疗宜化瘀止血。常用方为桂枝茯苓丸、血府逐瘀汤等加味。

收涩止血法适宜于慢性出血证。收涩止血法主要是将止血药炒炭后入煎剂，以增强收涩止血之力。常用的药物有藕节、蒲黄、栀子、茜草根、地榆、艾叶等。上述药物可配入相应的方剂之中。

在运用上述止血诸法时，由于病情的错综复杂性，常常几法合并用之。比如气阴两虚的出血宜益气滋阴止血；阴虚血热的出血宜滋肾凉血止血。此外，治疗慢性出血不可急于求成，宜守方以图缓功。

为了取得较好的止血疗效，应注意止血药的归经。止血药的归经大体有两类，一类是作用范围广，可通治各个部位的出血；一类是专归某经，其针对性较强。在治疗血尿时应注意将通用的止血药与专用的止血药结合起来。

九、活血化瘀法

运用活血化瘀法时首先应有瘀血的指征，如血液高凝状态及肾内凝血的指标，以及中医的舌、脉、症的瘀血依据。然后根据瘀血的程度及中医辨证的结果选用相应的方药。若以活血化瘀法为主进行治疗，可选用桂枝茯苓丸、血府逐瘀汤、当归芍药散加减。若以活血化瘀法为辅进行治疗，则在方剂中配用少量的活血药，如丹参、益母草等。

再者遵中医学"止血而不留瘀"之训，在止血方剂中少佐活血之品，如丹参、当归尾等，也是较常用的配伍。但应注意剂量要小，不可喧宾夺主。

十、摄精法

摄精法是针对蛋白尿而言。蛋白质可归属于中医学精微物质的范畴，生理状况下不应从尿中流失。中医学认为，精微物质宜藏而不宜泻。"脾主升清""肾藏精""肾受五脏六腑之精而藏之"，因而蛋白尿的中医病机与脾肾虚损以致脾不升清、肾失封藏密切相关。

补益脾肾是摄精法的治本之法，可根据辨证的结果选用相应的方剂，并在此基础上酌加摄精之品方为万全之策。常用的涩精药物有芡实、金樱子、山茱萸、莲须、桑螵蛸、菟丝子、沙苑子。

第六讲
血尿的中医治疗经验

一、治疗血尿的必要性

1.血尿是肾小球损害的表现　正常人尿中可有少量红细胞，中段尿离心后尿沉渣镜检，红细胞仅 0~2 个 /HPF，若 >3 个 /HPF 则为血尿，说明肾或（和）尿路有出血情况。出血量小则呈显微镜下血尿，出血量大于 1ml 可见肉眼血尿。肉眼血尿易被患者发现，而镜下血尿则往往被忽视，部分患者往往在体检时才被发现。

肾小球性血尿是红细胞被挤压穿过病变的肾小球基底膜时受损，而发生外形及大小等多样性的变化。有学者曾报道在电镜下观察到红细胞经肾小球毛细血管壁裂孔时发生了变形。还有资料提示在肾小球毛细血管壁病变时，尿中变形红细胞的多样性与肾小球病变的严重性有一定的关系。由此可见血尿是肾小球损害的结果，而且血尿也是肾炎综合征诊断的必备条件。

临床上肾炎稳定或处于恢复期的患者，因反复上呼吸道感染而血尿加重时，往往拿着化验单问医生：我的病为什么又复发了？狼疮性肾炎病情活动的 7 项临床指标中，血尿是其中的一项，7 项临床指标中出现两项以上则可肯定为活动病变。

以上从肾小球性血尿出现的机制以及客观的临床表现来看，血尿是慢性肾脏病的主要临床表现之一，要引起足够的重视。

2.血尿是肾小球性疾病常见的临床表现　尿液检查正常与否，是判断肾脏有没有疾病的一面镜子，而血尿是尿液检查中的异常发现，重点说明肾小球有损害。在各种肾小球疾病中，有些是以血尿为主要临床表现，如急性肾炎、急进性肾炎、非 IgA 系膜增生性肾小球肾炎、IgA 肾病、紫癜性肾炎、薄基底膜肾病等。

急性肾炎时，血尿常为起病的第一个症状，几乎全部患者均有血尿，其中肉眼血尿出现率约40%。尿液呈均匀的棕色、浑浊或洗肉水样，但无血凝块，酸性尿中红细胞溶解破坏常使尿液呈酱油样棕褐色。

急进性肾炎时，尿常规检查可见大量红细胞或呈肉眼血尿，并常见红细胞管型。

非IgA系膜增生性肾小球肾炎的血尿发病率很高，70%~90%的病例有血尿，常为镜下血尿，约30%的病例有反复发作的肉眼血尿。

IgA肾病时血尿是最常见、最主要的临床表现。一般表现为发作性肉眼血尿，通常出现在上呼吸道感染（扁桃体炎等）、急性胃肠炎、带状疱疹等感染后，血尿与感染的间隔时间为72小时（即3天）内，有学者称之为咽炎同步血尿。发作性肉眼血尿偶尔出现在疫苗注射后或剧烈运动时。肉眼血尿持续数小时到数天，一般少于3天。肉眼血尿发作后，尿红细胞可消失，亦可转为持续性镜下血尿。肉眼血尿有反复发作的特点。据报道在IgA肾病中表现为肉眼血尿者，亚太地区为23%，南美地区为56.2%。IgA肾病血尿的另一种表现为显微镜下血尿，往往被忽视，通常在体检时被发现而行肾穿刺确诊。据报道在IgA肾病中表现为镜下血尿者，亚太地区为63.5%，南美地区为37.2%。

紫癜性肾炎肾脏受累最常见的临床表现为镜下血尿或间断肉眼血尿。儿童患者出现肉眼血尿者较成年人为多。

薄基底膜肾病绝大部分患者表现为血尿，其中多数患者（尤其成年人）表现为持续性镜下血尿，部分患者可在感染后呈现肉眼血尿，约1/3患者有红细胞管型。儿童患者以无症状单纯性血尿为多见。

从上述列举的肾小球疾病来看，血尿确为其主要表现，不能等闲视之。

3.长期血尿并非预后皆好　关于血尿的预后不能一概而论，它与是否伴有高血压、蛋白尿，肾脏病理程度，肾脏疾病的种类等多方面因素有关。

近年来，美国学者认为持续镜下血尿是进行性低程度炎症反应，与预后不良有关。

如IgA肾病，以往学者认为单纯或反复血尿的患者多为良性过程。然而近十几年来却有不同的研究结论，认为IgA肾病血尿患者并非预后皆好。多数学者认为持续镜下血尿伴蛋白尿预后差。中国香港一学者对72例血尿伴微量蛋白尿（≤0.4g/日），血肌酐和血压均正常的IgA肾病患者进行了7年的随访观察研究，发现32例患者预后不良。

国内有学者报道，IgA肾病患者中有阵发性肉眼血尿史者占53.3%，Logistic回归方程分析发现，肉眼血尿史与内生肌酐清除率（Ccr）下降有关。说明肉眼血尿发作对肾功能的影响并非完全是可逆的。

有文献报道IgA肾病大部分患者出现肉眼血尿或镜下血尿反复发作，其中有少数（4%）可自然缓解。从发现本病并追踪20年以上的病例看，20%~30%甚至20%~50%的患者可进展为终末期肾脏病。

4.血尿治疗的必要性　如上所述血尿是肾小球损害的标志，血尿是肾脏疾病常见的临床表现，而且长期血尿并非预后良好，以上从多个角度均说明肾性血尿不能听之任之、视而不见，而采取不治疗的消极态度。相反地应积极治疗血尿。

大量蛋白尿时可以用激素治疗，其治疗后的结果可分为对激素有效或对激素抵抗两种情况。目前对血尿伴蛋白尿者，有的学者试用激素或雷公藤治疗。对单纯血尿患者目前仍无特效西药，但这并不能否认血尿治疗的必要性，应积极探讨治疗的方法方为良策。

二、中医药治疗的优势

辨证论治是中医学临床认识疾病和治疗疾病的基本方法。医生根据患者的临床症状，判断其中医证候，然后从证候入手，确立其相应的治法和具体的方药。辨证论治具有治疗个体化及动态性的特点，针对每位患者及其不同阶段的治疗更细致、更贴切。

笔者自20世纪90年代以来探讨肾炎血尿的中医辨证论治规律，并研制了经验方——益气滋肾口服液。笔者通过长期的临床实践认为，肾炎血尿可以单纯运用中医药进行治疗，而且已经取得了较为满意的疗效。

中医药治疗的优势在于能够改善患者的体质状态，有效地控制诱发因素，减少肉眼血尿的反复发作，阻断病程的迁延与发展；不仅可以减轻和消除血尿，更重要的是控制病情，有利于保护肾功能，改善患者的预后。

三、辨证论治

鉴于血尿有反复发作与慢性迁延的特点，笔者临床上将本病的病程分为两期，即急性发作期和慢性迁延期。在此基础上再进行辨证，将辨病与辨证有机地结合起来，并注意其动态变化的情况。遵中医学"急则治标，缓则治本"之旨，急性发作期的治疗以祛邪为主，慢性迁延期的治疗以扶助正气为主，并均需酌加止血之品。在选用止血药时应注意将通用的止血药与专用的止血尿药物相结合。又鉴于本病的血尿因瘀而致者较少，故慎用活血化瘀药，以免血尿迁延难愈。遵中医学"止血不留瘀"之训，在止血剂中加入少量散血、和血之品。再者对于血尿伴有蛋白尿的患者，可以进行兼顾治疗。

（一）急性发作期

血尿处于急性发作期时，根据其临床特点，中医辨证主要以肺胃风热毒邪壅盛，迫血下行证最为常见。

1.肺胃风热毒邪壅盛，迫血下行证

（1）主症：尿红赤或镜下血尿，发热微恶风寒，头痛咳嗽，咽喉肿痛，舌边尖红，苔薄白或薄黄，脉浮数。

（2）治法：疏散风热，解毒利咽，凉血止血。

（3）方药：①银翘散（《温病条辨》）。金银花30g，连翘、竹叶、荆芥、薄荷、牛蒡子、桔梗各10g，淡豆豉3g，芦根15g，生甘草6g。笔者运用银翘散常去荆芥和淡豆豉，另加小蓟30g，生地黄、仙鹤草各15g，三七粉3g（冲入）。有蛋白尿者加芡实、金樱子各20g。②五味消毒饮（《医宗金鉴》）：金银花30g，野菊花、蒲公英各10g，紫花地丁、紫背天葵各12g，适用于咽喉肿痛甚者。另加小蓟30g，炒栀子10g、三七粉3g（冲入）。若大便干结者加制大黄20g。

（二）慢性迁延期

血尿慢性迁延期的中医证型主要有3个，即脾肾气阴两虚，血不归经证；肝肾阴虚，血不归经证；脾肾气虚，血不归经证。其中以脾肾气阴两虚，血不归经证最为多见。肝肾阴虚，血不归经证次之。

1.脾肾气阴两虚，血不归经证

（1）主症：镜下血尿或伴见蛋白尿，疲乏无力，腰膝酸痛，怕冷或手足心热，自汗或盗汗，口不渴或咽干痛，舌淡红边有齿痕或舌胖大，苔薄白或薄黄而干，脉细数而无力。

（2）治法：脾肾气阴双补以止血。

（3）方药：①参芪地黄汤（《沈氏尊生书》）。太子参、生黄芪、生地黄、山药各15g，山茱萸、牡丹皮各10g，茯苓20g。另加泽泻15g、小蓟30g、三七粉2g（冲入）。若伴见蛋白尿者加芡实20g；若屡发咽痛者加金银花15g、麦冬10g；若腰痛者加杜仲、怀牛膝各15g；若大便干结者加制大黄15g；若纳差便溏者，以白术12g易山药，加砂仁、鸡内金各10g。②益气滋肾汤（经验方）：生黄芪、芡实各20g，太子参、生地黄、白芍各15g，小蓟30g、墨旱莲、炒栀子、当归、金银花各12g，丹参6g，三七粉2g（冲入）。

2.肝肾阴虚，血不归经证

（1）主症：镜下血尿或伴见蛋白尿，五心烦热，咽干而痛，头晕目眩，耳鸣腰痛，大便偏干，舌红苔干，脉细数或弦细数。

（2）治法：滋养肝肾以止血。

（3）方药：①知柏地黄汤（《医宗金鉴》）。知母、黄柏各12g，生地黄、山药各20g，山茱萸10g，牡丹皮、泽泻各15g，茯苓30g。另加小蓟30g、金银花20g、白茅根15g、炒栀子10g。若大便干结者加制大黄20g；若头晕目眩者加天麻15g、杭菊花12g；若伴见蛋白尿者加芡实20g。②黑逍遥散（《医略六书·女科指要》）：当归、白术、薄荷各10g，白芍、生地黄、茯苓各20g，柴胡、生甘草各6g，生姜3g。另加牡丹皮15g、炒栀子10g、小蓟30g、金银花12g。若伴见蛋白尿者加金樱子20g。

3.脾肾气虚，血不归经证

（1）主症：镜下血尿或伴见蛋白尿，神疲乏力，腰膝酸软，夜尿偏多，大便溏薄，口淡不渴，舌淡胖边有齿痕，苔薄白，脉沉弱。

（2）治法：益气健脾摄血。

（3）方药：参苓白术散（《太平惠民和剂局方》）。党参、茯苓各20g，白术、扁豆各12g，陈皮、莲子肉、砂仁、桔梗、炙甘草各10g，山药15g，薏苡仁30g。另加小蓟30g、黄芩炭12g、仙鹤草15g。若伴见蛋白尿者加生黄芪、菟丝子各20g。

第七讲
蛋白尿的中医治疗经验

蛋白尿是慢性肾脏病患者的主要临床表现之一。根据24小时尿蛋白定量不同可分为轻度、中度和重度蛋白尿。如果每日尿蛋白定量<1.0g为轻度蛋白尿，每日尿蛋白定量1.0~3.5g为中度蛋白尿，每日尿蛋白量>3.5g为重度蛋白尿即肾病综合征。西医主要运用激素治疗蛋白尿。笔者自20世纪80年代中期以来，摸索出了运用中医药治疗蛋白尿的思路，经长期的临床实践取得了较好的疗效，兹介绍如下。

一、治疗思路与原则

1.能中不西 "能中不西"指的是能够单纯运用中药治疗取效的病例，就不加用西药。笔者对相当一部分蛋白尿的病例，单纯运用中药获得了完全缓解的满意疗效，且一直未复发，说明中医药治疗蛋白尿确有一定的优势。"能中不西"的思路对于探讨有效的中医治法与方药是有益的。

2.撤减及撤停西药，运用中药 患者来我处治疗前已使用西药如激素、免疫抑制剂等之后，部分有效病例呈现对激素的依赖性难以撤停，还有部分病例对西药无效，而且使用西药后出现了严重的副作用，患者不想继续服用西药而来我处寻求中医药治疗。对于这种情况我则采用"撤减甚至撤停西医，运用中医药治疗"的思路。

二、辨证论治

中医治疗蛋白尿立足于寻找其中医证候，并结合患者伴发的症状，如水肿、血尿等，再考虑不同疾病病程中的各自特点，最终提出相应的治疗方案。与蛋白尿密切相关的疾病有急性肾炎、慢性肾炎、隐匿型肾炎、原发性肾病综合征、糖尿病肾病等。值得注意的是，患者在实施医生的中医药方案时，不应急于求成、心情急躁，要守方坚持治疗方能奏效。

（一）蛋白尿持续阶段

1.脾气虚弱证

（1）主症：蛋白尿，神疲乏力，食欲不振，大便溏薄，脘腹不适，舌淡边有齿痕，苔薄白，脉沉弱。

（2）治法：健脾益气摄精。

（3）方药：参苓白术散（《太平惠民和剂局方》）。党参、茯苓各20g，白术、莲子肉各12g，扁豆、山药各15g，陈皮、砂仁、桔梗、大枣各10g，炙甘草6g，薏苡仁30g。另加生黄芪、芡实各20g。

2.气阴两虚证

（1）主症：蛋白尿，神疲乏力，腰膝酸痛，畏寒或手足心热，大便溏薄或干结，舌淡或红，苔薄白或苔少而干，脉细弱。

（2）治法：气阴双补，兼以摄精。

（3）方药：参芪地黄汤（《沈氏尊生书》）。太子参、生黄芪各20g，生地黄、山药、茯苓各15g，山茱萸12g，牡丹皮10g。另加泽泻12g，芡实、菟丝子各20g，陈皮10g。

（二）大量激素使用阶段

1.热毒壅盛证

（1）主症：蛋白尿伴胸背及颜面痤疮满布，甚或皮肤感染，面赤心烦，尿黄便干，舌红苔黄，脉滑数。

（2）治法：清热解毒。

（3）方药：五味消毒饮（《医宗金鉴》）。金银花30g，野菊花、蒲公英各10g，紫花地丁、紫背天葵各15g。另加连翘10g。若心烦者加黄连6g；若大便干结者加制大黄、金樱子、芡实各20g。

2.阴虚火旺证

（1）主症：蛋白尿伴精神亢奋，五心烦热，痤疮，面赤口燥，舌红少苔而干，脉细数。

（2）治法：滋阴降火。

（3）方药：知芩地黄汤（经验方）。知母、黄芩、山药、茯苓各15g，泽泻12g，生地黄、牡丹皮各20g，山茱萸10g。另加金樱子、芡实各20g。若疮毒较甚者加紫花地丁30g，金银花、连翘各12g，野菊花10g。若大便干结者加制大黄20g；若烦躁易怒者加白芍20g、生石决明（先煎）30g。

（三）激素撤减阶段

1.气阴两虚证

（1）主症：神疲乏力，腰膝酸痛，仍有少量痤疮，手足心热或手足不温，口不渴或咽干，舌淡或红，苔薄白或少苔而干，脉细数或沉弱。

（2）治法：益气养阴。

（3）方药：参芪知芩地黄汤（经验方）。太子参、生黄芪、知母、黄芩、山药、茯苓各15g，泽泻12g，生地黄、牡丹皮各20g，山茱萸10g。若有疮毒者加紫花地丁15g、金银花12g；若大便干结者加制大黄10g；若有蛋白尿者加菟丝子、金樱子各15g；若有血尿者加小蓟20g。

第八讲
水肿的中医治疗经验

水肿是慢性肾脏病患者临床主要表现之一，有肾炎性水肿和肾病性水肿之分。西医的扩容利尿有一定的效果，但是有电解质紊乱的弊病。部分肾病综合征患者经扩容利尿后水肿也难以消退。所以笔者长期单纯运用中医药治疗水肿，取得了一定的疗效。

中医治疗肾性水肿的长处在于调整有关脏腑的功能，并协调水、气、血三者的关系，即重视机体对水液代谢的自调能力，所以肿退不易反复，且无副作用，同时患者的体力恢复亦较好。

以下介绍笔者针对肾性水肿主要证型的治疗经验。

辨证论治

1.脾胃不和，水湿内停证

（1）主症：肢体水肿，尿量减少，恶心呕吐，乏力纳差，大便溏薄，舌淡边有齿痕，苔薄白水滑，脉沉弱。

（2）治法：健脾和胃利水。

（3）方药：香砂六君子汤（《时方歌括》）。党参12g，茯苓30g，炒白术15g，广木香、陈皮各10g，姜半夏9g，砂仁、炙甘草各6g，生姜、大枣各15g。另加车前子（包煎）、冬瓜皮各30g，芡实、金樱子各20g，生黄芪15g。

2.血瘀水停证

（1）主症：尿少水肿，月经量少或闭经，或伴发肾静脉血栓，或双下肢水肿程度不对称，或面唇发黯，舌淡暗或有瘀斑，苔水滑，脉沉涩。

（2）治法：活血利水。

（3）方药：加味当归芍药散（经验方）。当归尾、白术各12g，赤芍、白芍、泽兰叶、川牛膝、怀牛膝各15g，川芎10g，茯苓、丹参各30g。另加车前子（包煎）、冬瓜皮各30g，生黄芪、芡实、金樱子各20g。若伴有月经量少或闭经者，加益母草30g、红花10g。

3.湿热内蕴证

（1）主症：尿少而色黄水肿，脘腹胀满，身热口渴，大便干结或溏滞不爽，舌偏红苔黄腻，脉滑数。

（2）治法：清利湿热。

（3）方药：①大橘皮汤（《奇效良方》）。陈皮、白术各12g，滑石、赤茯苓各30g，广木香、槟榔各10g，猪苓15g，泽泻20g，桂枝、生甘草各6g。另加车前草15g、冬瓜皮30g、芡实20g。②杏仁滑石汤（《温病条辨》）。杏仁、陈皮、郁金、厚朴各10g，滑石30g，黄芩12g，黄连、清半夏各6g，通草3g。另加车前子（包煎）、冬瓜皮各30g，金樱子20g。

4.阳虚水停证

（1）主症：尿少水肿，畏寒或手足不温，口淡不渴，腰膝冷痛，面色㿠白，舌淡边有齿痕，苔薄白而水滑，脉沉迟或沉濡。

（2）治法：温阳利水。

（3）方药：济生肾气汤（《济生方》）。制附片12g，桂枝、生地黄、山药、川牛膝、怀牛膝各15g，山茱萸、牡丹皮各10g，泽泻20g，茯苓、车前子（包煎）各30g。若腰膝冷痛者，加巴戟天15g、菟丝子20g。

5.阴虚水停证

（1）主症：尿少水肿，五心烦热，心烦不寐，口舌干燥，腰酸耳鸣，舌红苔少而干，脉细滑数。

（2）治法：育阴利水。

（3）方药：猪苓汤（《伤寒论》）。猪苓15g，茯苓、滑石各30g，泽泻20g，阿胶（烊入）10g。另加车前子（包煎）30g。若心烦不寐者，加炒枣仁、白芍各30g；若五心烦热者，加竹叶12g、地骨皮30g。

6.气阴两虚水停证

（1）主症：双下肢水肿，尿少，神疲乏力，腰膝酸痛，畏寒或手足心热，大便溏薄或干结，舌淡或红，苔薄白或少而干，脉细弱。

（2）治法：气阴双补，兼以利水。

（3）方药：参芪地黄汤（《沈氏尊生书》）合五皮饮（《澹寮集验秘方》）。

大腹皮、桑白皮、冬瓜皮各30g，太子参、生黄芪各20g，生地黄、山药、茯苓皮各15g，山茱萸12g，牡丹皮、陈皮、生姜皮各10g。另加泽泻12g，芡实、菟丝子各20g。

对于脾肾气阴两虚，以气虚为主，水湿内停的肾病性水肿患者，笔者一般在运用常法辨证论治的同时，配用食疗经验方黄芪鲤鱼汤：活鲤鱼250g一尾（去内脏洗净）、生黄芪15~30g、赤小豆30g、砂仁6~10g、生姜10g、葱白3茎。将药用纱布包好，葱、姜直接入锅，加适量水，不入盐，鱼药同煎，沸后文火炖之，以30~40分钟为宜，之后取出药袋，吃鱼喝汤，每周可服用1~2次。如无鲤鱼，可用鲫鱼代之。黄芪在水肿明显期应以生者为宜，转至恢复期则以炙者为佳。经长期大量的临床病例证实，配用本方后不论在水肿消退方面，还是在减少蛋白尿、提高血浆蛋白等方面，均能获得满意疗效。

第九讲
慢性肾衰竭的中医治疗经验

一、中医药治疗的优势

中医药治疗慢性肾衰竭历史悠久，前贤有许多宝贵经验值得继承。笔者通过几十年的临床研究，认为对于慢性肾衰竭早、中期的患者，运用中医辨证论治为主进行治疗，确实具有较好的疗效。它的优势表现在可以明显减轻甚至消除患者的症状，可以使患者的血肌酐及血色素等指标得到不同程度的改善，可以明显改善患者的生活质量及延缓肾衰竭的进程，从而延长患者的生命，方法也较为简便且行之有效。

辨证论治立足于证候的辨与治，充分地反映了中医治疗学的整体、动态及个体化的特色。辨证论治的中医临床思维过程，要求理、法、方、药的一致性，也就是说要以中医理论为指导，进行辨证、立法、处方、用药。同为慢性肾衰竭患者因为中医证候不同，处方用药可以完全不同。再者同一个患者处于疾病的不同时期，处方也随之不同。若为虚损期，应结合气、血、阴、阳的虚损程度及病位，治以扶助正气为主；若为关格期，则应结合寒湿与湿热中阻的特性，以温化寒湿或清化湿热之法救治脾胃为首务。中医辨证论治的优势在于可以随时把握患者病程中正气与邪气的状况，而使扶正与祛邪的治法处理恰到好处，其目的在于祛除病邪、扶助正气，促使疾病痊愈。

整体调治也是中医辨证论治的特色之一。临床上常常遇到患者提出这样的问题：肾脏有病怎么治脾胃或者治肺呢？回答这个问题之前，首先应把西医学的肾脏与中医学的肾区分开来，其次要弄清楚中医治疗肾脏病并不局限于补肾法，而是要遵循中医的理论体系进行辨证论治。中医学的整体观念强调人本身是一个有机整体，人与自然也是一个有机整体。因此，在治疗时常常几个脏器兼顾，而且还要因时、因地、因人制宜。例如慢性肾衰竭患者常以消化系统功能紊乱为突出表现，见食欲不振、腹胀、恶心、呕吐、口黏、便秘或腹泻，舌苔黄腻，或水滑，或焦黄起刺，或焦黑燥裂等症。中医学认为上述症状是肾病及脾的结果，脾胃属土，居于中焦，胃纳脾运，滋养五脏，为后天之本；肾居下焦，主水藏精，为先天之本。脾肾两脏关系密切，相辅相成。病理上两脏也相互影响，由于慢性肾衰竭患者肾气衰败，气化无权，二便失司，遂致湿浊内停，上干脾胃，从而影响胃纳脾运、升清降浊的功能。此时治疗当以调理脾胃、顾护胃气为主，胃气得顾，胃纳脾健，则患者能渐进水谷，以后天补先天，于肾亦有所裨益。临床上确见有部分患者，经调治脾胃后，呕恶除纳增神振，苔净；血肌酐、尿素氮亦随之下降。反之脾胃衰败，水谷不进，百药难施，则病情急转直下，患者旋即死亡。即消化系统症状的轻重，与肾功能的毁损程度呈正相关。这也证明了中医学整体调治的理论。又如慢性肾衰竭患者由于肾虚，卫气不足，易于感受外邪，即常常会感冒，出现恶寒发热、头痛身痛、咽干口燥等症，感邪之后，正气不能御邪于外，加之外邪使肺气失宣，治节失职，三焦水道不利，湿浊停留，使原来的病情加重，从而出现呕恶频作、大便不通、尿闭、浊邪滞留、水凌心肺、胸闷心悸、肝风内动、时现抽搐等急症，甚至病情急转直下，危及生命。此时当"急则治其标"以治肺为主，宣散表热。因此，对慢性肾衰竭患者要积极预防外感，感受外邪后及早治疗。

二、辨证论治

（一）虚损期

虚损期患者的临床特点是以一派正气虚衰的症状为主，病机特点以正气虚衰为主。其中医证型有多种，尤以气阴两虚证最为多见。

缓则治本，扶助正气。《素问·通评虚实论》说"精气夺则虚"，肾病患者，病程缠绵，久病多虚，及至慢性肾衰，其虚损之程度必然更重。此时当辨清属气、血、阴、阳何者虚损，而采用相应的益气、补血、养阴、温阳之法。即治病求本，扶助正气，俾气血阴阳归于平衡。

1.肺脾气虚

（1）主症：神疲乏力，自汗易感冒，语音低微，纳呆便溏，口淡不渴，舌淡边有齿痕，苔薄白而润，脉沉弱。

（2）治法：补益肺脾之气。

（3）方药：补中益气汤（《脾胃论》）。党参15g，生黄芪30g，白术12g，当归、陈皮各10g，柴胡、升麻、炙甘草各6g。常自汗者加麦冬12g、五味子10g、浮小麦12g；易感冒者加防风6g。

2.肝肾阴虚

（1）主症：头晕耳鸣，烦躁易怒，双目干涩，手足心热，咽干口燥，腰膝酸软，便干溲黄，手足拘挛甚或抽搐，舌淡或偏红，苔少而干或薄黄，脉弦细数。

（2）治法：滋养肝肾，平肝潜阳。

（3）方药：杞菊地黄汤（《医级》）。枸杞子、杭菊花、山茱萸各10g，生地黄、山药、泽泻各15g，牡丹皮12g，茯苓20g。另加白芍20g，天麻12g，杜仲、川牛膝、怀牛膝、夏枯草各15g，生石决明20g（先煎）。双目干涩者加谷精草10g；大便干结者加制大黄20g；手足拘挛甚或抽搐者，白芍增为30g，另加甘草10g、钩藤12g（后下）。

3.脾肾阳虚

（1）主症：面色㿠白，手足不温或畏寒肢冷，纳呆便溏，肢体水肿，口淡不渴，腰膝冷痛，夜尿多而色清，舌淡胖边有齿痕，苔薄白而水滑，脉沉弱或沉迟无力。

（2）治法：温补脾肾。

（3）方药：①保元汤（《博爱心鉴》）。党参、生黄芪各20g，肉桂10g，炙甘草6g。另加干姜6g、菟丝子20g、巴戟天12g、砂仁10g。②真武汤（《伤寒论》）。制附片10g、生姜6g、白术15g、茯苓30g、白芍12g。另加干姜6g、砂仁10g、巴戟天12g、车前子30g（包煎）。

4.气阴两虚

此证型在慢性肾衰竭虚损期中最为多见，其辨证要点是气虚证与阴虚证并见。细细辨识又可分为心肾气阴两虚、肺肾气阴两虚、脾肾气阴两虚、肾气阴两虚、肝肾气阴两虚诸种。同时在气阴两虚的程度方面又可细分为气阴两虚偏于气虚、气阴两虚偏于阴虚、气阴两虚并重三种情况。因而在临床上应根据患者的实际情况予以恰当的治疗才能取得较好的疗效。

（1）主症：神疲乏力，心悸气短，眩晕耳鸣，腰膝酸软而痛，自汗或盗汗，手足不温或手足心热，咽干，大便溏薄或干结，舌淡边有齿痕，苔腻或苔少而干，脉浮大无力或沉细数而无力。

（2）治法：益气养阴。

（3）方药：参芪地黄汤（《沈氏尊生书》）。太子参、生黄芪、山药各15g，生地黄12g，山茱萸、牡丹皮各10g，茯苓20g。另加泽泻15g。

偏于气虚者以党参20g易太子参，生黄芪可增至30g；气虚重者可加人参6~10g；偏于阴虚者生地黄增为20g，太子参和生黄芪减为10g；气阴两虚并重者加西洋参6~10g。若伴见心悸怔忡不寐，为心肾气阴两虚，加麦冬12g、五味子10g、炒枣仁20g；若伴见自汗易感冒、短气，为肺肾气阴两虚，生黄芪增为30g，以白术10g易山药，加防风6g；若伴见纳呆便溏者，为脾肾气阴两虚，以白术15g易山药，加鸡内金12g、砂仁10g；若伴见头晕目眩，烦躁易怒，为肝肾气阴两虚，加白芍20g、天麻12g、杭菊花10g；若大便干结者加制大黄20g、黄连5g、竹茹10g；舌暗或有瘀斑者加丹参30g。

（二）关格期

关格期是慢性肾衰竭的终末期阶段，患者的临床表现具有典型的下关上格的关格病特征，病机特点以湿浊、湿热中阻为主，治法以调理脾胃为主。笔者强调针对上格调理脾胃法，疗效可靠，常可转危为安，而下关的治疗确有一定的难度。

1.寒湿中阻

（1）主症：恶心呕吐，食欲不振，口中有尿味，口不渴，便溏乏力，手足不温，舌淡胖而润，苔白腻，脉浮大无力或沉迟无力。

（2）治法：健脾益气以调理脾胃。

（3）方药：香砂六君子汤（《时方歌括》）。广木香、砂仁、陈皮各10g，党参15g，白术、姜半夏各12g，茯苓20g，生姜、大枣各6g，甘草3g。大便偏干者加制大黄10g；乏力较甚者以人参6~10g易党参。

2.湿热中阻

（1）主症：恶心呕吐，食欲不振，口中尿味重，口苦口渴或口黏，神疲乏力，大便秘结或黏腻不爽，舌淡或红，苔黄腻，脉滑数。

（2）治法：清化湿热以调理脾胃。

（3）方药：①黄连温胆汤（《六因条辨》）。黄连、竹茹各10g，枳实、陈皮、法半夏各12g，茯苓20g，生姜6g，生甘草3g。胸闷者以枳壳12g易枳实，加全瓜蒌20g；大便秘结者加制大黄20g，用后仍大便不爽者加生大黄15g（后下）；尿少水肿者加车前子（包煎）30g、椒目10g；气虚甚者加西洋参6~10g；心悸气短者加太子参15g，麦冬12g，五味子10g。②苏叶黄连汤（《温热经纬》）。苏叶、黄连各10g。此方适宜于湿热中阻重症，药难受纳者，宜浓煎成100ml频频呷服。脘痞胀者加苏梗10g；大便秘结者加生大黄15g（后下）。③半夏泻心汤（《伤寒论》）。姜半夏12g，黄连、黄芩各10g，太子参12g，干姜、生甘草、大枣各6g。伴见心下痞满者用此方。大便秘结者加制大黄20g。

3.湿浊上凌心肺

（1）主症：胸闷憋气，胸痛，呼吸急促，不能平卧，乏力呕恶，尿少水肿，舌淡边有齿痕，苔薄白而水滑或白腻，脉细弱或弦而无力。本证型多见于尿毒症性心包炎患者。

（2）治法：温阳蠲饮降浊。

（3）方药：生脉饮、苓桂术甘汤、葶苈大枣泻肺汤、小半夏汤合方（《内外伤辨惑论》《伤寒论》《金匮要略》）。人参、麦冬、五味子、桂枝、大枣、姜半夏各10g，茯苓20g，白术12g，葶苈子15g，炙甘草、生姜各6g。尿少水肿者加车前子（包煎）30g、椒目12g。

第十讲
尿路感染和尿道综合征的中医治疗经验

尿路感染的西医治疗主要是应用抗生素以控制菌尿使其阴转，对于首次发作的急性尿路感染患者确有一定的效果。然而本病具有易反复发作的特点，若长期应用抗生素则有一定的耐药性和毒副作用，况且菌尿的阴转率也不理想，因而尿路感染应积极运用中医药进行治疗。本病的中医治疗优势在于通过辨证论治可以明显改善或消除患者的症状，长期调治无毒副作用，而且能明显提高机体的免疫力，这对于菌尿的阴转具有积极的治疗作用。

尿道综合征是指以尿频、尿急、尿痛或排尿不适、膀胱区疼痛，而尿液检查正常，中段尿培养无细菌生长等为主的一组症候群，该病多发于女性。其诱因不一，且病情反复发作，影响患者的生活质量。尿道综合征与尿路感染的区别是尿道综合征尿检阴性，尿路感染则有菌尿。因为尿道综合征无菌尿，所以无特殊治疗的西药。

尿路感染和尿道综合征常见的中医证型主要有膀胱湿热壅盛证；肾阴亏虚，兼夹湿热证；气阴两虚，兼夹湿热证。

以下介绍笔者中医治疗尿路感染和尿道综合征的经验。

辨证论治

1.膀胱湿热壅盛证

（1）主症：尿频、尿急、尿热、尿涩、尿痛，尿色黄，大便干结，口苦口黏，小腹拘急胀痛或腰胀痛，舌红苔黄腻，脉滑数。

（2）治法：清热泻火，利水通淋。

（3）方药：加味导赤散（经验方）。生地黄、车前草、黄芩、川牛膝、怀牛膝各15g，竹叶、柴胡各12g，生甘草梢10g，通草3g，石韦、白芍、制大黄各20g。另加蒲公英15g。

2.肾阴亏虚，兼夹湿热证

（1）主症：尿热、尿频、尿涩、尿痛，腰膝酸痛，头晕目眩，手足心热，咽干口燥，大便偏干，舌红，苔薄黄腻，脉细滑数。

（2）治法：滋养肾阴，兼以清利湿热。

（3）方药：知柏地黄汤（《医宗金鉴》）。知母、生地黄、山药、泽泻各15g，黄柏、山茱萸各10g，牡丹皮12g，茯苓20g。另加石韦20g，蒲公英、车前草、巴戟天、怀牛膝各15g，通草3g，天麻、杭菊花各12g。大便偏干者加麻子仁30g。

3.气阴两虚，兼夹湿热证

（1）主症：尿频、尿涩、尿痛，遇劳易发，神疲乏力，腰膝酸痛，咽干口燥，畏寒或手足心热，大便溏薄或偏干，舌淡或偏红，苔薄黄腻，脉沉细弱。

（2）治法：益气养阴，兼以清利湿热。

（3）方药：参芪地黄汤（《沈氏尊生书》）。太子参、生黄芪、生地黄、山药各15g，山茱萸10g，牡丹皮12g，茯苓20g。另加泽泻、蒲公英、车前草各15g，川牛膝、怀牛膝各12g。

第十一讲
常用方剂及运用经验

一、聂莉芳经验方

加味参芪地黄汤

【药物组成】太子参、生黄芪、生地黄、山药、山茱萸、牡丹皮、茯苓、泽泻。

【功效】益气养阴。

【方解】本方是在《沈氏尊生书》参芪地黄汤的基础上进行加味化裁，将原方的人参易为太子参，熟地黄易为生地黄，再加泽泻，取名为加味参芪地黄汤。方中以六味地黄汤滋阴补肾，再加太子参、生黄芪益气，为益气养阴、气阴双补之剂。

【主治】气阴两虚证。神疲乏力，少气懒言，心悸气短，腰膝酸痛，眩晕耳鸣，自汗或盗汗，手足不温或手足心热，咽干，大便溏薄或干结，舌淡边有齿痕，苔腻或苔少而干，脉浮大无力或沉细数而无力。可伴见蛋白尿、镜下血尿、轻度水肿。

【辨证要点】蛋白尿、肾性水肿、肾小球性血尿、慢性肾衰竭患者凡是见有上述气阴两虚证者均可选用本方。

【运用经验】

1.临床上首先应仔细辨证患者是属于气阴两虚偏于气虚、偏于阴虚还是气阴两虚并重，从而选择不同剂量的相应药物，如此方能药证相合。偏于气虚者以党参20g易太子参，生黄芪增至30g；气虚重者可加人参6~10g；偏于阴虚者生地黄增至20g，太子参和生黄芪减为10g；气阴两虚并重者加西洋参6~10g。

2.应与脏腑定位相结合。若伴见心悸、怔忡、不寐，为心肾气阴两虚，加麦冬12g、五味子10g、酸枣仁20g；若伴见自汗易感冒、短气，为肺肾气阴两虚，生黄芪增为30g，以白术10g易山药，加防风6g；若伴见纳呆、便溏者，为脾肾气阴两虚，以白术15g易山药，加鸡内金12g、砂仁10g；若伴见头晕目眩、烦躁易怒，为肝肾气阴两虚，加白芍20g、天麻12g、杭菊花10g。

3.在气阴两虚的基础上，还应注意是否兼夹邪实，再者属于哪一种邪实，之后加用相应的祛邪药物。如大便干结者加麻子仁30g、制大黄20g；轻度呕恶者加黄连5g、竹茹10g；伴轻度水肿者加冬瓜皮30g；伴舌暗或有瘀斑者加丹参30g、川牛膝12g；伴咽痛者加牛蒡子10g、金银花10g。

4.蛋白尿患者属气阴两虚证者可加摄精药，血尿患者属气阴两虚证者可加止血药，轻度水肿患者可加利水消肿药，慢性肾衰竭虚损期患者可加活血药。

验案1

北京某男，38岁。

患者因"双下肢水肿10个月"于2007年秋来我处就诊。患者2006年年末无明显诱因出现双下肢中度水肿，血压最高160/100mmHg，服药后可控制。2007年秋患者于外院行肾穿刺，结果为局灶增生性IgA肾病，为求中医治疗来我处就诊。症见：双下肢水肿，尿少，神疲乏力，咽喉肿痛，口腔溃疡反复发作，伴气短、胸闷，平素易感冒，舌红，苔黄腻，脉沉滑微数。查24小时尿蛋白定量7.34g，尿红细胞111.5个/HPF，肾功能正常。

中医辨证：脾肾气阴两虚，兼有内热。

治法：益气健脾，补肾摄精，兼清内热。

处方：参芪地黄汤合生脉饮加减。

太子参30g	生黄芪30g	冬瓜皮30g	金银花30g
大蓟30g	小蓟30g	生石膏30g	生地黄15g
山药15g	仙鹤草15g	青风藤15g	黄芩15g
山茱萸12g	牡丹皮12g	泽泻12g	佩兰12g
连翘12g	麦冬12g	五味子10g	炒栀子10g

水煎服，日1剂。同时配合黄芪鲤鱼汤，每周2剂。并配合西药降压治疗。

患者服药3个月后尿量增加，每日1900~2000ml，双下肢呈轻度水肿，已无胸闷、气短，精神好转，体力渐增，咽喉肿痛及口腔溃疡均较前明显好转。检查指标亦有改善：24小时尿蛋白定量3.61g，尿红细胞59.5个/HPF。继续以上方加减配合黄芪鲤鱼汤调治。2008年7月下旬，患者水肿完全消退，诸症皆除，血压维持在120/（80~90）mmHg。24小时尿蛋白定量1.5g，尿红细胞25.36个/HPF。继续守方服用。2009年秋患者24小时尿蛋白定量减至0.24g，尿红细胞3.96个/HPF。患者治疗全程未使用激素。之后嘱患者继续门诊服中药以巩固疗效，多次检查24小时尿蛋白定量一直在0.3g以下，尿检阴性，肾功能正常。

点评：本例患者为局灶增生性IgA肾病，临床表现为肾病综合征伴大量血尿。中医辨证为脾肾气阴两虚，兼夹湿热。治疗以经验方加味参芪地黄汤合生脉饮化裁以脾肾气阴双补，并配合经验食疗方黄芪鲤鱼汤治疗水肿。患者坚持治疗2年，尿检完全转阴。

验案2 慢性肾衰竭

北京某女，76岁，2005年11月初诊。

症见：面色萎黄，乏力，腰酸，纳一般，眠差，口稍苦，舌淡苔薄黄，脉沉细无力。查血肌酐238μmol/L，血红蛋白70g/L，血压正常。

中医辨证：气阴两虚，兼有内热。

治法：气阴双补，兼清内热。

处方：参芪地黄汤加味。

太子参20g	生黄芪20g	金银花20g	天麻20g
杜仲20g	川牛膝20g	怀牛膝20g	炒枣仁20g
山茱萸10g	砂仁10g	白芍10g	紫河车5g
黄连3g	丹参15g	当归15g	

水煎服，日1剂。

坚持服用上方3个月后血肌酐降为179μmol/L，几年来均以上方略加调整，并注射促红细胞生成素。血肌酐维持在85~90μmol/L，血红蛋白110g/L，随访至2012年7月患者病情稳定。

点评：本例为高龄慢性肾衰竭患者，属关格病虚损期，拟脾肾气阴双补法为主扶正固本，酌加补精血的药物。患者坚持服药6年余，血肌酐一直稳定在正常范围内。

验案3　肾病综合征

山东某女，50岁。

2011年2月患者出现双下肢水肿，当地医院查24小时尿蛋白定量5.13g，血浆白蛋白27.6g/L，肾功能正常。肾穿刺结果示：系膜增生性肾小球肾炎。西医给予甲泼尼龙44mg/d，使用3个月后尿蛋白未转阴。

2014年5月12日患者为寻求中医治疗至我处首诊。当时口服甲泼尼龙24mg/d，外院查24小时尿蛋白定量2.34g，血浆白蛋白27.6g/L，血压及肾功能均正常。症见：双下肢中度水肿，尿量尚可，乏力，腰酸痛，舌淡，苔薄白水滑，脉沉弱。

中医辨证：气阴两虚，水湿内停。

治法：益气养阴利水。

处方：参芪地黄汤加味。

太子参15g	生地黄15g	山药15g	巴戟天15g
金银花15g	生黄芪30g	冬瓜皮30g	丹参30g
山茱萸10g	牡丹皮10g	茯苓20g	芡实20g
青风藤20g	泽泻12g		

水煎服，日1剂。配合食疗经验方黄芪鲤鱼汤。

生黄芪30g	赤小豆30g	薏苡仁30g	冬瓜皮30g
芡实20g	茯苓20g	砂仁20g	炒白术12g
当归10g	黄精10g	金银花10g	

每周1剂。并嘱患者逐渐撤减激素。

患者坚持门诊治疗，笔者一直以本方加减化裁。2014年9月13日查24小时尿蛋白定量0.50g，血浆白蛋白34g/L。2014年12月1日查24小时尿蛋白定量0.50g，激素已减至8mg/d，双下肢水肿消退，腰已不痛，无明显不适。2015年6月8日激素减至6mg/d，复查24小时尿蛋白定量0.14g。随访至今病情稳定。

点评：本例为系膜增生性肾小球肾炎患者，外院给予大剂量激素治疗3个月无效。初诊时辨证为气阴两虚水停，运用参芪地黄汤加利水药，配合经验食疗方黄芪鲤鱼汤治疗。笔者在中医药治疗时逐渐减撤激素，取得了水肿消退、蛋白尿转阴的满意效果。

银菊麦味地黄汤

【药物组成】金银花、野菊花、麦冬、五味子、生地黄、山药、山茱萸、牡丹皮、茯苓、泽泻。

【功效】滋养肺肾之阴，解毒利咽。

【方解】方中含有六味地黄汤，具有滋养肾阴之功。麦冬、五味子滋养肺阴；金银花、野菊花解毒利咽。

【主治】肺肾阴虚证。咽干痛，腰膝酸软，大便偏干，舌红少苔，脉细数。

【辨证要点】慢性肾脏病患者见咽干痛、舌红者可选用本方。

【运用经验】

1.对于肾炎血尿患者，平素咽干痛，辨证属肺肾阴虚，迫血妄行者，常选用本方加凉血止血药，标本兼顾。

2.对于急性肾小球肾炎恢复期的患者，平素咽干痛，常用本方善后以巩固疗效。

麻菊地黄汤

【药物组成】天麻、黄菊花、白芍、生地黄、山药、山茱萸、茯苓、牡丹皮、泽泻、川牛膝、怀牛膝。

【功效】滋养肝肾，柔肝、平肝、清肝。

【方解】本方是在六味地黄汤滋养肾阴的基础上，加白芍养肝柔肝，加天麻平肝息风，加黄菊花清肝，加川、怀牛膝补肾活血。全方共奏滋养肝肾，柔肝、平肝、清肝之功。

【主治】肝阳上亢证。头晕目眩，耳鸣，腰膝酸软，烦躁易怒，眠不实，口干苦，尿黄便干，手足心热，舌红少苔或苔黄，脉弦细数。

【辨证要点】眩晕耳鸣、烦躁易怒、舌红苔黄为其辨证要点。肾性高血压患者见上述症状者可选用本方。

【运用经验】高血压是慢性肾脏病患者常见的临床表现，如果患者出现上述阴虚阳亢之征象，配用本方常能起到降压的作用，并能改善患者的生活质量。

验案 慢性肾衰竭

内蒙古某男，36岁。

患者于2009年体检时发现血肌酐升高，其值为178 μmol/L。之后血肌酐值不断升高。2011年11月10日患者来我处初诊，在当地查血肌酐359 μmol/L，血红蛋白正常，血压130/100mmHg，以降压西药控制血压。症见：面暗，轻度乏力，腰酸，头晕，口稍苦，夜尿多，腹胀但大便调，纳佳眠安，舌淡红，苔薄黄稍腻，脉弦滑。既往有鼻炎。

中医辨证：脾肾气阴两虚，肝阳上亢，兼夹湿热，血瘀。

处方：参芪麻菊地黄汤加味。

天麻15g	当归尾15g	赤芍15g	生黄芪15g
山药15g	泽泻15g	冬葵子15g	巴戟天15g
杭菊花12g	太子参12g	竹茹12g	生地黄20g
茯苓20g	金银花20g	芡实20g	丹参30g
牡丹皮10g	山茱萸10g	辛夷10g	厚朴10g
鹿角胶（烊入）10g	黄连6g	广木香6g	桑螵蛸6g

水煎服，日1剂。

服药3个月后诸症消失。2012年3月1日血肌酐降为280 μmol/L，继续坚持续服上药。2012年4月16日血肌酐降为210 μmol/L，目前患者仍在治疗中。

点评：本例患者以头晕、口苦、乏力、腰酸为主症，其为脾肾气阴两虚、肝阳上亢证，故以参芪、麻菊地黄汤合方。加之患者口苦、面色暗、苔黄腻的表现，故知其兼有湿热、血瘀，遂加黄连、竹茹清热化湿，当归尾、赤芍活血。

归芍地黄汤

【药物组成】当归、白芍、生地黄、山药、山茱萸、牡丹皮、茯苓、泽泻。

【功效】滋养肝肾。

【方解】本方是在六味地黄汤滋养肾阴的基础上加当归、白芍养血柔肝。全方共奏柔肝滋肾、肝肾同治之功。

【主治】阴血虚滞证。面色萎黄，情绪抑郁，月经不调，腰膝酸痛或关节疼痛，舌淡暗，苔薄白，脉沉细。

【辨证要点】情绪抑郁、月经不调、关节疼痛是其辨证要点。

【运用经验】慢性肾脏病患者辨证属于阴血虚滞者可选用本方。肝肾精血互生，乙癸同源，在阴血不足的基础上可因虚而滞，故临床上宜加活血之品。

验案　慢性肾衰竭

山东某男，45岁。

患者2003年出现恶心、头晕，血压160/110mmHg，查尿蛋白（++++），尿红细胞10个/HPF，血肌酐180μmol/L，于北京某西医院行肾穿刺，结果为毛细血管内增生性IgA肾病，西医予以泼尼松60mg/d口服治疗，无效。泼尼松减至10mg时患者自行停药，改服中药治疗，尿蛋白（+），红细胞（-）。2008年9月因感冒而病情反复，尿蛋白（+++++），血肌酐190μmol/L。

2009年3月4日患者为求中医药治疗至我处求诊。当时服用雷公藤多苷片。查血压140/80mmHg，尿蛋白（+++），血肌酐200μmol/L，肾脏B超：右肾9.3cm×4.7cm×3.6cm，皮质厚0.9cm；左肾9.7cm×4.8cm×4.3cm，皮质厚0.9cm。症见：面色萎黄，头晕恶心，睡眠欠佳，皮肤瘙痒，纳食可，二便调，舌暗红，苔薄黄，脉沉涩。

中医辨证：肝肾阴虚，兼夹血瘀。

治法：滋养肝肾，活血化瘀。

处方：归芍地黄汤加减。

当归10g	山茱萸10g	牡丹皮12g	天麻12g
生地黄15g	山药15g	生黄芪15g	白蒺藜15g，
白芍20g	茯苓20g	芡实20g	炒枣仁20g
丹参20g	金银花30g		

水煎服，日1剂。并嘱患者停服雷公藤多苷片。

二诊：2009年3月18日，患者仍皮肤瘙痒，无头晕，纳食可，睡眠欠佳，口干不渴，二便调，舌红，苔薄黄，脉沉细数。查24小时尿蛋白定量2.5g，予以前方加连翘12g、黄芩12g、生石膏30g（先煎）。

三诊：2009年4月1日，诸症缓解，查血肌酐113μmol/L，尿蛋白（+），血压130/80mmHg，守前方去金银花，加青风藤15g、蝉衣3g。

点评：本例患者为气阴两虚偏于阴虚、血虚，故其治疗在归芍地黄汤滋阴养血的基础上加生黄芪益气。次诊时，患者口干，为肺胃有热的表现，故加黄芩、生石膏清肺胃之热。

参芪知芩地黄汤

【药物组成】太子参、生黄芪、知母、黄芩、生地黄、山药、山茱萸、牡丹皮、茯苓、泽泻。

【功效】益气养阴，兼清肺热。

【方解】本方是在知柏地黄汤的基础上，以黄芩易黄柏，并加太子参、生黄芪而成。知柏地黄汤滋阴兼清下焦之热，以黄芩易黄柏，重在清上焦肺热，并加太子参、生黄芪以气阴双补。

【主治】气阴两虚，兼热毒证。乏力，五心烦热，烦躁易怒，面赤口干，舌红苔少而干，皮肤痤疮，脉细数。

【辨证要点】肾病综合征患者服用激素后，出现乏力、面赤、皮肤痤疮等气阴两虚、兼夹热毒证时可选用本方。

【运用经验】对于肾病综合征西医常用大量激素进行治疗，虽然对部分患者有效，但容易出现库欣综合征等副作用，如满月脸、面赤、胸背满布痤疮等症状。中医辨证为阴虚阳亢、兼夹热毒，其热毒集中在肺胃。部分患者伴乏力，则为气阴两虚证。故临床上对于使用激素后气阴两虚、兼夹热毒的患者常用参芪知芩地黄汤治疗。

如痤疮满布突出者，上方加金银花、连翘、野菊花、紫花地丁等清热解毒药，重者可合用五味消毒饮。

对于使用激素无效，蛋白尿持续者，加芡实、金樱子、菟丝子、桑螵蛸等摄精药。

对于兼有心烦失眠者，可再加天麻、栀子、白芍、柏子仁、炒酸枣仁。

验案　肾病综合征　撤减激素

北京某男，29岁。

患者于2013年11月无明显诱因出现双下肢水肿，检查发现24小时尿蛋白最多6g，血浆白蛋白18g/L，至北京某西医院行肾穿刺，结果为不典型膜性肾病。西医予以激素及环孢素A治疗，尿蛋白可转阴，水肿消退。

患者因害怕激素等西药的副作用而转求中医药治疗，遂于2014年9月初至我处首诊。当时口服泼尼松20mg/d、环孢素A150mg/d，查尿蛋白阴性，血浆白蛋白、血肌酐及血压正常。症见：乏力头晕，手足心热，心悸自汗，口干，皮肤痤疮，纳眠可，二便调，舌淡苔薄黄，脉细数而弱。

中医辨证：心肾气阴两虚，偏于阴虚，兼夹热毒。

治法：益气养阴，清热解毒。

处方：生脉饮合经验方参芪知芩地黄汤化裁。

太子参12g	麦冬12g	半边莲12g	川牛膝12g
淡竹叶12g	生黄芪20g	金银花20g	茯苓20g
丹参20g	知母15g	黄芩15g	生地黄15g
山药15g	泽泻15g	浮小麦15g	紫花地丁15g
板蓝根15g	怀牛膝15g	天麻15g	白芍15g
五味子10g	山茱萸10g	牡丹皮10g	连翘10g
生石膏30g			

水煎服，日1剂。并嘱患者逐渐撤减激素，停用环孢素A。

患者坚持复诊，按笔者要求撤减激素，笔者一直给予上方加减化裁治疗。2015年8月激素完全撤停，患者已无不适。随访至今，病情一直未反复。

点评：本例为不典型膜性肾病患者，使用激素加免疫抑制剂后有效，但患者因不愿长期使用激素，而求治我处要求撤停激素，使用中医药治疗。根据患者临床表现，辨证为心肾气阴两虚，偏于阴虚，兼夹热毒。故选用参芪知芩地黄汤合生脉饮化裁。坚持治疗近1年，患者顺利地撤停激素，尿蛋白一直阴性，病情未反复。

益气滋肾汤

【药物组成】生黄芪、太子参、生地黄、小蓟、金银花、墨旱莲、炒栀子、当归、丹参、芡实、白芍等。

【功效】益气滋肾柔肝，凉血止血涩精。

【方解】生黄芪、太子参、生地黄、墨旱莲、当归、白芍益气滋肾柔肝，旨在气阴双补，扶正固本以摄血；小蓟、炒栀子凉血止血；金银花解毒利咽；芡实补脾涩精兼顾蛋白尿；方中稍佐丹参活血，俾止血而无留瘀之弊。全方共奏益气滋肾柔肝、凉血止血涩精之功，标本兼顾。

【主治】气阴两虚，血不归经证。镜下血尿或伴见蛋白尿，疲乏无力，腰膝酸痛，怕冷或手足心热，自汗或盗汗，口不渴或咽干痛，舌淡红边有齿痕或舌胖大，苔薄白或薄黄而干，脉细数而无力。

【辨证要点】镜下血尿伴见蛋白尿，乏力，咽干痛。

【运用经验】

1.用于IgA肾病等肾炎血尿证属气阴两虚者。

2.其加味化裁运用如下：伴蛋白尿者，可加金樱子、桑螵蛸、菟丝子以摄精；伴水肿者，可加冬瓜皮、车前子以利水消肿；伴大便干结者，可加大黄、麻子仁以通腑；咽痛甚者，可加连翘、板蓝根、牛蒡子以解毒利咽散结；心悸汗出者，与生脉饮合方。

验案1　IgA肾病

北京某女，25岁。

患者于2001年6月21日发热、咽痛1天后，出现肉眼血尿，在某西医院行肾穿刺，诊断为"轻度系膜增生性IgA肾病"，肉眼血尿消失后一直未治疗。2002年5月9日患者来我处门诊要求中医治疗。查尿红细胞120个/HPF，尿蛋白阴性，肾功能及血压均正常。症见：乏力，腰酸痛，怕冷，盗汗，纳、眠、便均可，易感冒，屡发咽痛，舌偏红，苔薄白，脉细数。

中医辨证：气阴两虚，血不归经。

治法：气阴双补，兼凉血止血。

处方：经验方益气滋肾汤加减。

生黄芪15g	太子参15g	生地黄15g	白芍15g
小蓟30g	金银花30g	牛蒡子12g	生杜仲12g
墨旱莲12g	芡实12g	炒栀子6g	丹参6g
三七粉（冲入）6g			

水煎服，日1剂。

守方治疗2个月后，尿检阴性，症状均消失。随访至今未复发。

点评：本例IgA肾病其临床特点为屡发咽炎同步血尿。故在选用益气滋肾汤气阴双补、扶正固本的基础上，加用牛蒡子解毒利咽。治疗仅2个月，血尿即转阴，疗效显著。

验案2　慢性肾炎

河北某女，36岁。

患者于2014年10月体检时发现镜下血尿，于当地医院静脉滴注抗生素后尿红细胞转阴。同年12月劳累后出现肉眼血尿，检查亦发现蛋白尿，尿蛋白定量不详。当地医院建议其肾穿刺、使用激素治疗，患者拒绝。

2015年2月11日患者为求中医药治疗至我处首诊，查24小时尿蛋白定量1.6g，尿红细胞20~25个/HPF，肾功能正常。症见：乏力心悸，手心汗出，咽痛，易感冒，口苦，纳、眠可，大便调，舌淡红，苔薄黄，脉沉弱。

中医辨证：心肾气阴两虚，兼夹内热。

治法：气阴双补，兼清内热。

处方：生脉饮合经验方益气滋肾汤加减。

太子参20g	续断20g	芡实20g	生地黄15g
金银花15g	蒲公英15g	板蓝根15g	仙鹤草15g
生黄芪30g	生石膏30g	浮小麦30g	小蓟30g
白芍12g	灵芝12g	五味子10g	麦冬10g
黄连6g	桑螵蛸6g	当归5g	

水煎服，日1剂。

患者坚持复诊，笔者一直给予上方化裁。2015年3月20日复查尿红细胞转阴。2015年4月29日复查24小时尿蛋白定量0.764g。目前患者已无不适，仍继续中医药调治中。

点评：本例为慢性肾炎血尿伴蛋白尿的患者，因兼有心悸、汗出等心气虚之证，故选用益气滋肾汤与生脉饮合方心肾气阴双补。方中桑螵蛸、芡实涩精以治蛋白尿。

加味当归芍药散

【药物组成】当归尾、赤芍、白芍、茯苓、泽泻、川芎、白术、泽兰叶、丹参、川牛膝、怀牛膝。

【功效】活血利水。

【方解】当归芍药散出自《金匮要略》，主治"妇人腹中诸疾痛"，方中重用白芍，《神农本草经》曰："味苦，平。主邪气腹痛。除血痹……止痛，利小便，益气。"可见白芍既有柔肝缓急止痛之功，又有活血利水之效。经验方加味当归芍药散中，赤芍、白芍并用，以加强活血利水之功。当归尾与川芎、川牛膝、丹参、泽兰叶并用，活血之力更强。白术、茯苓、泽泻健脾运湿消肿。全方共奏养血活血、健脾利水之功。

【主治】瘀血内阻证。水肿尿少，面唇发暗，或腰部刺痛，或痛经，或月经后期，或量少色暗有块等，舌暗或有瘀斑，脉沉涩。

【辨证要点】水肿兼有瘀血指征。

【运用经验】

1.适用于肾性水肿或特发性水肿兼有瘀血指征者。

2.该方加减运用如下：痛经甚、月经量少及有血块者，加桃仁、红花、益母草；水肿尿少突出者，加冬瓜皮、车前子以增强利水消肿之力；蛋白尿者，加芡实、金樱子、桑螵蛸、菟丝子等以固摄精微；神疲乏力者，加太子参、生黄芪以增强益气之功。

3.对于膜性肾病及糖尿病肾病，在尿少水肿的同时，即使没有瘀血指征，参考西医学认为其均有高凝、高黏血症的病理特点，也用加味当归芍药散活血利水。

4.可用于慢性肾脏病瘀血内阻证，可以没有水肿的表现。

验案1　IgA肾病 慢性肾衰竭

北京某男，62岁。

2014年春节患者感冒后出现发热，咽部不适，时有喘憋，神疲乏力等症，10天后至附近医院查血肌酐117 μmol/L。之后血肌酐逐渐升高，并出现尿检异常，自觉乏力加重。同年6月患者就诊于某西医院，当时血肌酐240 μmol/L，行肾穿刺结果为IgA肾病Ⅲ期，西医建议使用激素及免疫抑制剂治疗而被患者拒绝。

2014年8月患者为寻求中医药治疗来我处初诊，当时外院查24小时尿蛋白定量1.47g，尿红细胞满视野，血肌酐280 μmol/L。症见：双下肢轻度水肿，小便量可，尿频尿急，尿色深红，同时伴有鲜血便，全身乏力明显，眠差，纳可，舌淡暗，苔薄黄，脉沉涩无力。

中医辨证：气虚血瘀，下焦湿热。

治法：益气活血，清热利湿。

处方：经验方加味当归芍药散加减。

太子参15g	蒲公英15g	车前草15g	仙鹤草15g
泽泻15g	生黄芪20g	赤芍20g	白芍20g
茯苓20g	炒枣仁20g	芡实20g	川牛膝20g
怀牛膝20g	当归12g	白术12g	天麻12g
小蓟30g	三七粉（冲入）3g		

水煎服，日1剂。

药后患者尿血明显减轻，上述诸症亦改善。之后患者坚持复诊，笔者一直给予上方加减化裁。血肌酐逐渐下降，2015年3月查血肌酐189 μmol/L，4月查血肌酐179 μmol/L，尿红细胞20~25个/HPF。且服药后患者乏力明显减轻，二便调，余无明显不适。2016年4月21日复查血肌酐151 μmol/L，24小时尿蛋白定量0.42g。

点评：本例患者以全身乏力、下肢水肿为主症，其舌暗，中医辨证为气虚血瘀水停证，故治疗以太子参、生黄芪合当归芍药散益气活血化瘀。

验案2　膜性肾病

北京某女，47岁。

2010年夏患者发现水肿，伴乏力、腰痛。2011年秋外院查24小时尿蛋白定量11g，血浆白蛋白25g/L，肾功能正常，诊断为"肾病综合征"，遂做肾穿刺，结果为膜性肾病Ⅰ~Ⅱ期，建议服用激素，患者拒绝。既往高血压13年，服降压药血压控制正常。

2013年4月1日患者为求中医治疗至我处就诊。当时查24小时尿蛋白定量8.263g，血浆白蛋白34.3g/L，血肌酐正常，临床表现为双下肢重度水肿，按之凹陷，乏力腰酸、眠差，小便少，尿量700ml/d，舌淡胖暗，边有齿痕，苔薄白水滑，脉沉滑。

中医辨证：气虚血瘀水停。

治法：益气活血利水。

处方：参芪当归芍药散加减。

太子参20g	金银花20g	茯苓20g	川牛膝20g
怀牛膝20g	生黄芪30g	冬瓜皮30g	丹参30g
当归10g	生白术10g	白芍15g	泽泻15g
赤芍15g	生杜仲15g	青风藤15g	菊花12g
桑螵蛸5g	川芎3g		

水煎服，日1剂。配用经验食疗方黄芪鲤鱼汤。

生黄芪30g	赤小豆30g	薏苡仁30g	冬瓜皮30g
芡实20g	茯苓20g	金银花10g	当归10g
黄精10g	砂仁10g		

上述药物用纱布包好，选活鲤鱼或活鲫鱼250g，加葱、姜少许同煎，不入盐，文火炖30分钟后，弃去药包，吃鱼喝汤，每周2次。

二诊：服上方4个月后，患者尿量增加至1200ml/d，水肿有所减轻。2013年8月21日复查24小时尿蛋白定量2.77g，上述症状明显减轻。于上方加生薏苡仁30g，苏梗12g，菟丝子、制首乌各20g，木瓜15g，并减太子参为12g。

三诊：2013年11月，患者水肿明显减轻，主诉大便溏薄，日2~3次。舌淡，边有齿痕，苔薄白。

处方：参苓白术汤加减。

太子参20g	茯苓20g	生薏苡仁20g	金银花20g
生黄芪20g	炒白术15g	山药15g	炒扁豆10g
陈皮10g	砂仁10g	莲子肉12g	冬瓜皮30g
桑螵蛸6g			

继服鲤鱼汤每周2次。

四诊：2014年4月15日，24小时尿蛋白定量降至0.74g，水肿完全消退。因外感后期，仅诉咽部不适，咳嗽少痰，上方加牛蒡子12g、板蓝根30g兼顾表证。

五诊：2014年10月6日，24小时尿蛋白定量转阴，血浆白蛋白46.6mmol/L。随访至今尿蛋白阴性。

点评：本例患者为膜性肾病，未用任何西药，单纯中医治疗。初诊时重度水肿，尿量700ml，稍有乏力腰酸，脾胃症状不突出，舌淡暗，辨证为气虚血瘀水停，选经验方加味当归芍药散治疗。方中加太子参、生黄芪以增益气之力，药后疗效显著。

验案3　膜性肾病

山东某男，40岁。

患者于2013年9月发现颜面及双下肢水肿，查24小时尿蛋白定量为17.5g，血浆白蛋白18.2g/L。当地肾穿刺结果为"Ⅱ期膜性肾病"，予以泼尼松60mg/d，他克莫司2.5mg，每日2次，口服。用药4周后患者24小时尿蛋白定量降至10g，水肿消退，之后将泼尼松减至50mg/d。患者24小时尿蛋白始终维持在10g左右。而且在治疗过程中发现血糖升高。

2013年10月患者为求治中医来我处首诊。症见：乏力，口干渴，尿中泡沫多，纳食尚可，小便量1800ml，夜眠可，舌暗，苔薄黄，脉沉细无力。当时西药仍服用泼尼松50mg/d，他克莫司2.5mg，每日2次。24小时尿蛋白定量10.6g，血浆白蛋白23.6g/L，肾功能正常。

中医辨证：气阴两虚，兼夹内热与瘀血。

处方：参芪当归芍药散加味。

太子参15g	泽兰15g	青风藤15g	巴戟天15g
当归尾12g	生黄芪20g	赤芍20g	白芍20g
茯苓20g	川牛膝20g	怀牛膝20g	金银花20g
芡实20g	丹参20g	菟丝子20g	生白术10g
麦冬10g	川芎3g	黄连6g	生石膏30g

配用经验食疗方黄芪鲤鱼汤。

生黄芪30g	赤小豆30g	薏苡仁30g	冬瓜皮30g
芡实20g	茯苓20g	金银花10g	当归10g
砂仁10g			

上述药物用纱布包好，选活鲤鱼或活鲫鱼250g，加葱、姜少许同煎，不入盐，文火炖30分钟后，弃去药包，吃鱼喝汤，每周2次。并嘱患者停用他克莫司，并逐渐撤减激素。

二诊：治疗1个月后，患者24小时尿蛋白定量降至7.03g，血浆白蛋白升至30.1g/L。后继续服用该方。

三诊：治疗2个月，患者24小时尿蛋白定量降至2.42g，血浆白蛋白升至31.7g/L。

四诊：2014年5月4日，泼尼松已减至8.75mg/d，复查24小时尿蛋白定量0.4g。患者已无明显不适。

五诊：2015年6月8日，激素已停用，24小时尿蛋白定量0.21g。

点评：该病例为膜性肾病患者，24小时尿蛋白定量17.5g，血浆白蛋白18.2g/L，但患者无水肿，使用激素及他克莫司治疗无效。鉴于患者有乏力、口干、舌暗的表现，中医辨证为气阴两虚、兼夹内热与瘀血。遂予以经验方参芪当归芍药散化裁治疗，并逐渐撤减至撤停激素。坚持中医药治疗1年半，取得了尿蛋白阴转的显著疗效。

验案4 糖尿病肾病

河北某男，56岁。

患者于2006年无明显诱因间断出现双下肢水肿，尿检发现尿蛋白，近2个月来水肿加重。既往有2型糖尿病史10余年，使用胰岛素控制血糖，效果不理想。高血压病史5年，目前服用氯沙坦钾片控制血压。胰岛素皮下注射控制血糖，查眼底提示糖尿病视网膜病变。

2008年3月5日患者为求中医药治疗至我科住院，3月16日邀余会诊。当时查尿蛋白（+++），24小时尿蛋白定量3.56g，肾功能正常。症见：面色少华，乏力腰酸，双下肢轻度水肿，尿量偏少，大便干，舌淡暗有瘀斑，少苔，有裂纹，脉沉细弱。

西医诊断：糖尿病肾病。

中医辨证：气阴两虚，血瘀水停。

治法：益气养阴，活血利水涩精。

处方：参芪地黄汤合当归芍药散加减。

太子参15g	山药15g	泽泻15g	当归尾15g
益母草15g	金樱子15g	赤芍15g	白芍15g
川牛膝15g	怀牛膝15g	山茱萸12g	白术12g
生黄芪30g	茯苓30g	车前子(包煎)30g	
丹参20g	芡实20g	川芎6g	制大黄6g
桃仁10g			

水煎服，日1剂。并嘱患者低盐低糖清淡饮食。

二诊：经上方加减治疗2月余，患者病情明显缓解，二便调，水肿基本消失，复查24小时尿蛋白定量1.3g。

三诊：2008年12月，复查24小时尿蛋白定量0.5g，患者已无不适，病情稳定。

点评：本例糖尿病肾病的临床特点为大量蛋白尿，属糖尿病肾病中期，鉴于患者有乏力腰酸、口渴欲饮、大便干、舌暗瘀斑的表现，辨证为气阴两虚，兼夹血瘀。遂选用参芪地黄汤合当归芍药散益气养阴、补肾涩精、活血利水。患者服药2个月后，诸症明显缓解，指标亦有所改善。

验案5　特发性水肿

河北某女，40岁。

2007年6月初患者无明显诱因出现眼睑及四肢水肿，各项理化检查未见异常。

2007年9月26日患者为求中医药治疗至我处首诊。症见：双眼睑水肿，四肢肿胀，劳累时加重，常感乏力，纳差，时感腰部胀痛，大便稀溏，舌质暗，苔白，脉沉涩。

西医诊断：特发性水肿。

中医辨证：脾胃气虚，血瘀水停。

治法：健脾调胃，活血利水。

处方：经验方加味当归芍药散化裁。

当归尾10g	鸡内金10g	茯苓12g	生黄芪12g
赤芍12g	白芍12g	炒白术15g	泽泻15g
川牛膝15g	怀牛膝15g	冬瓜皮30g	
车前子（包煎）30g	川芎6g	续断12g	

水煎服，日1剂。

二诊：2007年10月10日，服上药后诸症均减轻，上方7剂继服以善后。

点评：本例特发性水肿患者有乏力、纳差、便溏、舌暗的表现，中医辨证为脾胃气虚、血瘀水停。在经验方加味当归芍药散基础上加生黄芪、鸡内金以益气健运中焦脾胃，脾气得健可运化水湿，并加冬瓜皮、车前子以增强利水消肿之力，取效甚捷。

验案6 乙型肝炎病毒相关性肾炎

内蒙古某男，23岁。

2011年12月22日患者因"眼睑及双下肢水肿1周"在当地住院治疗，查尿蛋白（+++），红细胞6~8个/HPF，24小时尿蛋白定量14.4g，血浆白蛋白19g/L，血脂偏高，血压及血肌酐正常。当地诊断为原发性肾病综合征。次日给予甲泼尼龙40mg，每日一次静脉滴注后复查24小时蛋白定量9.57g，血浆白蛋白18.4g/L，于1月9日给予环磷酰胺0.2g静脉推注并建议患者行肾穿刺。2012年1月29日患者因感冒后再次出现水肿，遂至北京某大医院住院治疗，查24小时尿蛋白定量8.16g，血浆白蛋白22g/L，肝功能及血脂异常，血压及肌酐仍正常。1月31日肾穿刺结果为：乙型肝炎病毒相关性肾炎。西医给予他克莫司2.0mg、1.5mg早晚口服，并口服甲泼尼龙40mg/d，患者出现心率加快及面部痤疮等副作用。之后患者出院，继续上述治疗并定期复查。同年6月患者仍服用甲泼尼龙40mg/d，因再次出现水肿，复查24小时尿蛋白定量6.91g，血浆白蛋白16g/L，血脂偏高，血压及肌酐正常，经病友介绍求医于我处。症见：颜面及双下肢重度水肿，并伴腹水，面部痤疮，易感冒，纳食可，夜眠欠佳，小便量少，大便可，舌质暗，苔黄腻，脉弦滑。

中医辨证：血瘀水停。

处方：经验方加味当归芍药散化裁。

茯苓20g	何首乌20g	芡实20g	赤芍20g
白芍20g	川牛膝20g	怀牛膝20g	太子参20g
生黄芪20g	金银花20g	丹参20g	板蓝根20g
半边莲15g	当归尾15g	泽兰叶15g	紫花地丁15g
杜仲15g	白术12g	连翘12g	桑螵蛸6g
紫河车6g	阿胶（烊入）6g		冬瓜皮30g
车前子（包煎）30g	陈皮10g		

水煎服，日1剂。配用经验食疗方黄芪鲤鱼汤。

生黄芪30g	赤小豆30g	薏苡仁30g	冬瓜皮30g
芡实20g	茯苓20g	金银花10g	当归10g
黄精10g	砂仁10g		

上述药物用纱布包好，选活鲤鱼或活鲫鱼250g，加葱、姜少许同煎，不入盐，文火炖30分钟后，弃去药包，吃鱼喝汤，每周1剂。并嘱患者逐渐撤减激素。

二诊：2个月后患者水肿基本消退，面部痤疮减少，诸症明显好转。查24小时尿蛋白定量1.91g，血浆白蛋白23g/L，血压及肌酐正常，嘱患者继服上方治疗。

三诊：2012年11月初患者激素已撤完。2013年1月患者复查24小时尿蛋白已转阴，血浆白蛋白40g/L，继服上方调治。

随访至今，各项指标均已正常，患者精神及身体情况已如常人，已恢复工作。2014年6月16日复查尿蛋白阴性，血浆白蛋白50.1g/L，总胆固醇5.38mmol/L，甘油三酯1.08mmol/L。

点评：本例乙型肝炎病毒相关性肾炎的临床表现为重症肾病综合征，使用激素及免疫抑制剂后无效。中医辨证为血瘀水停，以经验方加味当归芍药散化裁，并配合经验食疗方黄芪鲤鱼汤治疗1年，取得了撤停激素及尿检阴性的显著效果，其中血浆白蛋白由初诊时的16g/L最终升至50.1g/L。

黄芪鲤鱼汤

【药物组成】生黄芪、赤小豆、芡实、冬瓜皮、薏苡仁、车前子、白术、砂仁、茯苓、当归、黄精、金银花，并加活鲤鱼或鲫鱼250g（一尾，去内脏洗净），生姜10g，葱白3茎。将药用纱布包好，葱、姜直接入锅，加适量水，不入盐，鱼药同煎，沸后文火炖之，以30~40分钟为宜，之后取出药袋，吃鱼喝汤，每周可食用1~2次，疗程视病情而定。

【功效】益气填精，健脾摄精，活血利水。

【方解】生黄芪补气，赤小豆活血利水，芡实摄精，车前子、冬瓜皮利水，薏苡仁健脾利湿，白术健脾行气，砂仁醒脾化湿，黄精填精。鲤鱼富含优质蛋白，可改善因大量蛋白尿流失而致的低蛋白血症，并兼有利水功效。

【主治】颜面及四肢水肿，按之凹陷，可伴有胸腹水，胸闷憋气，脘腹胀满，尿少而色清，神疲乏力，身重，纳差呕恶，大便溏薄，舌淡，边有齿痕，苔薄白水滑，脉沉细无力。

【辨证要点】肾病综合征、低蛋白血症、水肿其证属脾肾气阴两虚，以气虚为主，水湿内停者。

【运用经验】黄芪在水肿明显期应以生者为宜，转至恢复期则以炙者为佳。一般每周服用一剂为宜，严重低蛋白血症者可加至每周2剂或3剂。

验案 肾病综合征

福建某女，8岁。

患者因"全身水肿2个月"于2005年年末来我处就诊。患者于2005年秋出现全身水肿，至外院诊治疗效不佳遂来我处就诊。刻下症见：全身重度水肿，尿少，尿量680ml/d，伴胸腔积液、腹水，神疲乏力难以站立，呕恶纳呆，易感冒，舌淡红，苔白腻，脉沉弱。查24小时尿蛋白定量8g，血浆白蛋白21.9g/L，总胆固醇10.75mmol/L，甘油三酯3.59mmol/L。

中医辨证：脾肾气虚，水湿内停。

处方：香砂六君子汤合五皮饮加减。

茯苓30g	冬瓜皮30g	太子参20g	金银花20g
芡实20g	桑白皮15g	大腹皮15g	川牛膝12g
怀牛膝12g	鸡内金12g	生黄芪10g	广木香10g
砂仁10g	陈皮10g	紫苏梗10g	白术10g
竹茹10g	姜半夏5g	西洋参（另煎兑入）5g	

20剂。水煎服，日1剂。配合黄芪鲤鱼汤。

| 生黄芪20g | 芡实20g | 茯苓20g | 赤小豆30g |
| 薏苡仁30g | 冬瓜皮30g | 砂仁10g | |

每周3剂。

患者服药后尿量增加为1200ml/d，水肿消退，但仍感乏力、纳差，尿蛋白未见明显减少，因其家人着急，遂给予泼尼松45mg/d顿服，并配合上述中药加减服用。

二诊：1个月后复查24小时尿蛋白定量4.8g，嘱坚持服用3个月。之后多次复查24小时尿蛋白定量均大于4.5g。鉴于激素疗效欠佳，嘱其逐步撤减至停用，单纯坚持服用香砂六君子汤加减，健脾升清兼以摄精重点治疗蛋白尿。

三诊：2007年年初，患者已无其他无不适，查24小时尿蛋白定量0.29g，血浆白蛋白41.3g/L，总胆固醇4.33mmol/L，甘油三酯1.75mmol/L，临床治愈，治疗过程中未出现痤疮、潮热等副作用。

随访至今患者正常上学，体质增强，平素甚少感冒，尿检一直阴性。

点评：本病例为儿童肾病综合征。初起时患者全身重度水肿，同时有呕恶纳呆的脾胃症状，予以香砂六君子汤合五皮饮，并配合经验食疗方黄芪鲤鱼汤，未用利尿西药而达到了尿增肿退的初步效果。鉴于患者家属急于控制蛋白尿，遂用激素治疗3个月，尿蛋白未转阴，24小时尿蛋白定量仍大于4.5g，继之逐渐撤减及撤停激素，遂以香砂六君子汤加减化裁调治，并配合经验食疗方黄芪鲤鱼汤，取得了完全缓解的效果，随访至今未复发。

笔者在肾病综合征的治疗中，常配合应用经验食疗方黄芪鲤鱼汤。方选血肉有情之品鲤鱼（或鲫鱼）利水健脾，黄芪补气升阳，赤小豆活血利水，李时珍谓："赤小豆和鲤鱼、鳢鱼、鲫鱼、黄雌鸡煮食，并能利水消肿。"生姜温阳散水、和胃降逆，砂仁醒胃化浊。本方气味俱全，配血肉有情之品，扶助正气，机体水液代谢的自调能力复常，则水肿不易复发。笔者常用本方治疗脾肾气阴两虚以气虚为主，水湿内停者。

荆苏参豉汤

【药物组成】荆芥、紫苏叶、党参、淡豆豉。

【功效】益气解表。

【方解】荆芥辛温，善于解表散风寒，且清头目利咽喉；紫苏叶辛温，气味芳香，在解表散风寒的同时，兼能行气畅中。两药共为君药以发表散寒。淡豆豉辛，助荆芥、紫苏叶解表祛邪，佐以党参益气，有利于发汗以鼓邪外出。

【主治】外感风寒感冒轻症。乏力，轻度恶寒发热，鼻塞，喷嚏，流涕，头痛，咽干，舌淡红，苔薄白，脉浮紧。

【辨证要点】常用于慢性肾脏病患者风寒感冒轻症。

【运用经验】该方拟定于20世纪80年代初期，为益气解表方剂，药仅4味，轻灵好用，且发汗不峻猛，药力平和。

加味导赤汤

【药物组成】生地黄、通草、淡竹叶、生甘草梢、黄芩、柴胡、白芍、石韦、车前草、川牛膝、怀牛膝、制大黄。

【功效】清热通淋。

【方解】方中以通草、车前草、石韦清利湿热，制大黄通腑泄热，生甘草用"梢"以直达茎中止淋痛，生地黄滋阴清热，淡竹叶、柴胡、黄芩清心、肺、肝胆之热，白芍合生甘草以缓急止痛，川牛膝、怀牛膝同用补肝肾、通利腰膝。全方共奏清热通淋之功。

【主治】下焦湿热证。尿频、尿急、尿痛、尿灼热，大便干结，口苦口黏，小腹拘急胀痛，腰腹胀痛，舌苔黄腻，脉滑数。

【辨证要点】各类慢性肾脏病患者伴有下焦湿热者，可表现为尿路感染、尿道刺激征、男性急性前列腺炎等。

【运用经验】对于尿道刺激征较明显者，可加蒲公英以增强清热利湿之力；对于大便干燥者，常加麻子仁以润肠通便；对兼有气虚，有乏力症状者，加太子参、生黄芪以益气。

验案1 慢性肾衰竭伴尿路感染

贵州某男，60岁。

患者慢性肾炎病史40余年，未做肾穿刺。血肌酐升高20年，痛风病史10年，血压正常。患者曾于多家医院治疗无效。

2014年11月19日患者为求中医药调治至我处首诊。查血肌酐327 μmol/L，尿酸508 μmol/L，血红蛋白115g/L，尿蛋白（＋），尿红细胞（－）。症见：

心悸气短，尿频、尿急、尿等待，下肢关节痛，偶有咽痛，纳、眠可，大便调，舌红瘦，苔薄黄，脉细数稍弱。

中医辨证：心气阴两虚，湿热下注。

治法：心气阴双补，清热利湿。

处方：经验方加味导赤汤合生脉饮化裁。

生地黄15g	黄芩15g	车前草15g	蒲公英15g
太子参15g	威灵仙15g	秦艽15g	板蓝根15g
通草3g	生甘草10g	柴胡10g	五味子10g
当归10g	淡竹叶20g	制首乌20g	麦冬20g
石韦20g	川牛膝20g	怀牛膝20g	白芍30g
丹参30g			

水煎服，日1剂。并嘱患者饮食宜清淡，忌食海鲜、豆制品、啤酒等。

二诊：2015年4月1日，血肌酐232 μmol/L，尿酸451 μmol/L（未服用降尿酸西药），血红蛋白120g/L，上述诸症消失。随访至今，病情稳定。

点评：本例患者以心悸气短及尿频、尿急、尿等待为主症，结合舌脉，辨证为心气阴两虚，湿热下注。当以生脉饮补心益气养阴，经验方加味导赤散清利下焦湿热。

验案2 肾小球微小病变伴尿路感染

广东某女，47岁。

2013年3月患者因双下肢水肿至当地医院检查发现24小时尿蛋白定量5.35g，血浆白蛋白27g/L，总胆固醇8.0mmol/L，血压及肾功能正常，肾穿刺结果为肾小球轻微病变。西医给予泼尼松55mg/d口服。治疗4周后患者尿蛋白转阴，白蛋白及血脂恢复正常。此后规律撤减激素，减至7.5mg/d时病情反复，再次出现下肢水肿。

因服用激素1年余，患者恐惧其副作用，为寻求中医药治疗而于2014年7月7日来我处初诊。当时服用泼尼松7.5mg/d，外院查24小时尿蛋白定量3.46g。症见：双下肢水肿，尿量尚可，尿频、尿急，易咽痛感冒，心悸，夜眠差，纳食尚可，大便调，舌红，苔黄腻，脉细数。

中医辨证：湿热下注，气阴两虚。

治法：清利湿热，益气养阴。

处方：经验方加味导赤散合生脉饮加减。

生地黄15g	酸枣仁15g	太子参15g	蒲公英15g
车前草15g	通草3g	淡竹叶12g	枳壳12g
黄芩12g	牛蒡子12g	天麻12g	生甘草10g
麦冬10g	五味子10g	灵芝10g	柴胡5g
防风5g	石韦20g	川牛膝20g	怀牛膝20g
芡实20g	冬瓜皮20g		

水煎服，日1剂。并嘱患者逐渐撤减激素。

二诊：2014年9月28日，患者诉激素减至5mg/d时病情反复，当地医院查24小时尿蛋白最高升至8.58g。其后患者坚持在我处运用中医药调治。

处方：配用经验食疗方黄芪鲤鱼汤。

生黄芪30g	赤小豆30g	生薏苡仁30g	冬瓜皮30g
车前子30g	砂仁10g	金银花10g	黄精10g
茯苓20g	芡实20g	当归12g	

上述药物用纱布包好，与鲤鱼或鲫鱼250g一尾同煎，加葱、姜少许，不入盐，水煎半小时，弃去药包，吃鱼喝汤，每周2次。激素暂维持5mg/d。

此后笔者一直在上两方基础上加减化裁，经过数月治疗后，患者尿蛋白逐渐减少，2015年5月激素已停用，24小时尿蛋白定量1.29g，已无明显不适。目前患者仍在治疗中。

点评： 本例为肾小球轻微病变患者，虽然使用激素有效，但在撤减过程中容易复发。初诊时鉴于患者以水肿兼尿频、尿急为主要表现，并伴有心悸症状，辨证为心气阴两虚，湿热下注证。遂予以经验方加味导赤散清利湿热，合用生脉饮养心气阴，并配合经验食疗方黄芪鲤鱼汤。患者坚持中医药治疗10个月，激素顺利撤停，水肿消退，尿蛋白亦减少。本案说明中医治病不可拘泥于一法一方，须根据患者具体症状，辨证论治，方能取得良效。

验案3　尿路感染

北京某女，28岁。

2012年6月患者性生活后出现尿频、尿急。之后每次性生活后即见尿频、尿急症状明显加重，并有小便不畅，外院诊断为尿路感染，先后给予抗生素口服及静脉滴注，症状改善不明显，又至某三甲西医院就诊，诊断为尿道炎合并支原体感染，予以尿道射频治疗，症状缓解2周后再次复发。最多时白天小便10余次、夜间4~5次，每次尿量最多20ml，少则几滴，给患者带来了极大的痛苦。

2013年4月1日患者为求中医药治疗来我处初诊。当时查尿白细胞98.44个/HPF、细菌422.5μl/HPF。症见：尿频、尿急、小便淋漓不畅，阴部瘙痒，已严重影响到生活且不能继续工作，焦虑烦躁，乏力腰酸，夜不能寐，纳、眠可，舌淡，苔黄腻，脉细数无力。

中医辨证：气阴两虚，湿热下注。

治法：益气养阴，清热利湿。

处方：经验方加味导赤散加减。

生地黄15g	黄芩15g	土茯苓15g	车前草15g
柴胡15g	天麻15g	淡竹叶12g	太子参12g
佩兰12g	灵芝12g	石韦20g	金银花20g
酸枣仁20g	续断20g	盐杜仲20g	蒲公英20g
川牛膝20g	怀牛膝20g	白芍30g	通草3g

水煎服，日1剂。

患者坚持门诊复诊，笔者一直给予上方加减化裁。同年4月15日复查尿检转阴，诸症减轻，患者诉夜尿4~5次。2014年2月19日夜尿已减至1~2次，无不适。随访至今，病情稳定。

点评：本例尿路感染合并有阴道炎，皆属湿热下注的表现。鉴于患者兼有乏力腰酸的症状，辨证为气阴两虚，湿热下注。遂予以经验方加味导赤散加太子参等化裁益气养阴，清利湿热。药后取得显著疗效。

验案4　尿道综合征

新疆某女，60岁。

2011年患者因子宫肌瘤行子宫及其附件切除术后，出现反复泌尿系感染，尿中白细胞、红细胞明显增多，并伴有尿痛。患者曾在多处医院就诊，虽尿检转阴，但尿频、尿急及尿道刺痛症状较明显，生活质量严重下降，深感痛苦。既往有高血压及糖尿病病史，服用降压药及降糖药，尚可控制。

2013年11月25日患者为求中医药治疗至我处首诊。当时尿检阴性，症见：表情痛苦，尿频、尿急及尿道刺痛明显，若排尿不及时，则尿痛难忍，夜尿8~9次。急躁易怒，纳差，眠差，头痛，大便稍干，时有腰部不适，舌质红，苔黄，脉弦滑。

西医诊断：尿道综合征。

中医辨证：心肝火旺，下焦湿热。

治法：清心肝火，清利湿热。

处方：经验方加味导赤散加减。

生地黄15g	淡竹叶15g	黄芩15g	蒲公英15g
石韦20g	白芍20g	火麻仁20g	炒枣仁20g
川牛膝20g	怀牛膝20g	砂仁10g	紫苏梗10g
柴胡10g	益智仁10g	黄连6g	桑螵蛸6g
蔓荆子6g			

水煎服，日1剂。

二诊：服药7剂后，患者诉服药后自觉全身稍感轻松，尿道热痛较前好转，但仍有尿频、尿急症状，若解小便不及时，仍尿道刺痛，并诉口干、乏力明显，舌质红，苔黄，脉滑数稍弱。改拟清热利湿，兼以补气扶正。于上方基础上加用猪苓、太子参各10g，黄柏12g，萆薢15g。

三诊：2014年1月3日，患者及家属面带笑容，患者自觉全身明显轻松，可与家人长时间出游，生活质量大大提高。尿频好转，虽仍有尿急，但较初次就诊时憋尿时间延长，尿道热痛感减轻，夜尿减至5次，纳、眠均可，大便调。继续守方加减治疗。

四诊：2014年6月7日，患者夜尿减至2~3次，余无不适。随访至今，病情稳定。

点评：本例为老年尿道综合征患者，其症状较重，痛苦不堪。笔者根据中医辨证运用经验方加味导赤散治疗，2个月后，症状明显减轻，心情转佳。尿道综合征虽然尿检正常，但患者尿频、尿急、尿痛的症状使患者生活质量明显下降，西医无有效治疗药物。通过长期的临床实践，笔者认为中医药治疗本病有较大的优势，且疗效确切。

银菊玄麦海桔汤

【药物组成】金银花、野菊花、玄参、麦冬、桔梗、胖大海。

【功效】养阴清热，解毒利咽。

【方解】方中玄参、麦冬滋阴利咽，桔梗宣肺利咽，胖大海开肺气、清肺热而利咽，金银花、野菊花清热解毒。诸药合用，组成养阴解毒利咽之剂。

【主治】肺胃蕴热证。咽干，咽肿，咽痛，舌红，苔黄，脉数。

【辨证要点】本方适用于慢性肾脏病患者外感风热毒邪或肺胃蕴热而致的扁桃体炎、咽炎。若临床症见咽干、咽喉肿痛时，可运用本方。

【运用经验】毒热是贯穿慢性肾脏病始终的病邪之一，其临床表现有反复发作的扁桃体炎、咽炎及皮肤疮毒等。因此，运用本方急则治标，及时地清解毒热，对控制病情十分重要。

紫癜肾1号方

【药物组成】生黄芪、太子参、生地黄、白芍、芡实、墨旱莲、紫草、银柴胡、乌梅、当归、地龙、五味子、炒栀子、金银花、小蓟、丹参、三七粉。

【功效】益气养阴清热，止血摄精，兼顾改善患者过敏体质。

【方解】本方是在益气滋肾汤的基础上合用民间验方过敏煎加减，一方面气阴双补以治本，另一方面立足于改善机体的过敏状态，并兼顾化斑、止血、涩精。

【主治】气阴两虚证。神疲乏力，腰膝酸痛，咽干口燥，纳食不香，大便干结或溏薄，手足不温或手足心热，皮肤紫癜时有反复，血尿伴蛋白尿，舌淡或舌尖红，舌胖嫩，苔薄黄，脉沉细数而无力。

【辨证要点】紫癜性肾炎辨证属气阴两虚者，如神疲乏力、咽干口燥、腰膝酸痛等。

【运用经验】皮肤紫癜者，常加生石膏、牡丹皮、黄芩；屡发咽喉肿痛者，加野菊花、连翘；水肿者，加车前子、冬瓜皮；腰痛者，加杜仲、牛膝；腰冷痛者，加紫河车；纳差者，加鸡内金、焦山楂、神曲；大便溏者，去当归、炒栀子，加白术；若大便干结者，加制大黄；易感冒者，加桑叶、黄芩；眠不安者，加天麻、炒枣仁；关节痛者，加秦艽、薏苡仁。

验案 紫癜性肾炎

内蒙古某男，12岁。

2012年7月患者因感冒发热，发现下肢紫癜，并伴有肉眼血尿、腹痛、呕吐、乏力，因病而休学。当地医院诊断为紫癜性肾炎，治疗无效。

患者为求中医药治疗于2012年7月26日来我处就诊，查尿红细胞397个/HPF，尿蛋白（–），肾功能、血压均正常。症见：双下肢紫癜满布，乏力纳差，咽干咳嗽，汗出，尿红，眠尚可，舌淡红，苔薄黄，脉沉细数。

中医辨证：气阴两虚，偏于阴虚内热。

处方：经验方紫癜肾1号方加减。

太子参12g	生黄芪12g	生地黄12g	芡实12g
紫草12g	白芍12g	银柴胡12g	竹叶12g
黄芩12g	牡丹皮12g	炒栀子10g	五味子10g
乌梅10g	地龙10g	仙鹤草10g	炒酸枣仁10g
鸡内金10g	生石膏30g	小蓟30g	紫河车3g
三七粉（冲入）3g	金银花20g	蒲公英15g	防风6g

水煎服，每日1剂。

患者长期门诊复诊，笔者给予上方加减调治，未用激素。尿血逐渐减轻，患者自觉上述症状明显好转，紫癜消失，一直未感冒，秋天复学。2013年2月6日复查尿红细胞8.4个/HPF。2013年10月尿检转阴，长期随访均未复发。

点评：本例紫癜性肾炎初诊时双下肢紫癜满布伴大量血尿，西医常用激素治疗紫癜，但部分患者未能控制紫癜。笔者治疗紫癜单纯运用中药，主要抓住以下几个环节。①清胃化斑：中医理论认为斑发于阳明，故常用生石膏。②清肺化斑：因"肺主皮毛"，通过黄芩清肺有利于控制紫癜。如果患者有血尿的症状，则选用黄芩炭。③凉血化斑：紫斑属于血分有热，常选用牡丹皮、生地黄、紫草、炒栀子等凉血止血化斑的药物。

紫癜肾2号方

【药物组成】女贞子、墨旱莲、麦冬、牡丹皮、紫草、银柴胡、乌梅、生地黄、金银花、小蓟、三七粉、赤芍、炒栀子、地龙、五味子。

【功效】养阴清热，凉血止血化斑。

【方解】本方是二至丸与过敏煎的加味。二至丸可滋养肝肾，生地黄养肾阴，麦冬、五味子益肺阴，牡丹皮、赤芍、紫草凉血止血消斑，小蓟、三七粉止血尿，金银花解毒利咽，预防上呼吸道感染。过敏煎、地龙均有抗过敏的作用，可以改善患者过敏体质。

【主治】阴虚血热证。皮肤紫癜反复发作，五心烦热，咽干口燥，大便偏干，镜下血尿或时见肉眼血尿，舌红，苔薄黄，脉细数。

【辨证要点】治疗紫癜性肾炎辨证属阴虚血热的患者，见五心烦热、咽干口燥、大便偏干，而无乏力症状者。

【运用经验】笔者在上方常加入生石膏，取清胃热消斑之义，亦常加黄芩以清肺热，因肺主皮毛。大便偏干者，加麻子仁；便秘不通者，加制大黄，甚者可加生大黄。

补肾泄毒颗粒

【药物组成】太子参、生黄芪、生地黄、杜仲、黄连、生大黄、丹参等。

【功效】补肾泄毒，标本兼顾。

【方解】本方以生黄芪、生地黄共为君药以气阴双补。辅以太子参、杜仲以加强君药益气滋肾之功。余药皆为佐药，黄连清热解毒且止呕；生大黄通腑泄毒；丹参活血以祛瘀毒。全方通补并用，共奏补肾泄毒、标本兼顾之功。

【主治】肾气阴两虚证。面色萎黄，神疲乏力，心悸气短，腰膝酸软，呕恶纳呆，尿少水肿，大便干结，舌淡，苔腻，脉沉细弱。

【辨证要点】适宜于慢性肾衰竭早、中期患者，证属气阴两虚兼湿浊、热毒、瘀阻，以神疲乏力、腰膝酸软、呕恶便干为主症者。

【运用经验】本方已于20世纪90年代中期即制成院内制剂，长期运用于临床，疗效可靠，适用面广，且使用方便，深受广大患者的欢迎。

三金排石汤

【药物组成】金钱草、海金沙、石韦、川牛膝、怀牛膝、王不留行、生黄芪、制大黄、车前草、鸡内金、小蓟、白芍、生甘草梢。

【功效】清热利湿，通淋排石，益气活血。

【方解】金钱草、海金沙、石韦利水通淋排石；牛膝、王不留行通经活络；鸡内金化坚消石；小蓟凉血止血；白芍配生甘草梢缓急止痛；生黄芪益气补虚，扶正排石；制大黄通腑泄浊；车前草清利下焦湿热。

【主治】湿热淋证。腰腹胀痛难忍，放射至少腹或阴部，尿频急热涩痛，尿黄或赤，尿中夹有细小砂石，舌红，苔黄腻，脉滑数或弦数。

【辨证要点】腰腹胀痛难忍，尿频急热涩痛，尿中夹有细小砂石排出。

【运用经验】对于尿路结石的患者，如腰腹绞痛难忍者，可重用白芍至60g以加强缓急止痛之力。若唇暗，舌暗有瘀斑或有瘀点者加桃仁10g、郁金12g。

验案 肾结石

某女，27岁。

患者既往肾结石病史2年，曾于某西医院行体外碎石，但2月前体检时，患者再次发现多发右肾结石，最大者0.5cm×0.4cm。

2013年6月5日患者为求中医药治疗至我处初诊。症见：时有腰部酸痛，乏力，纳食可，夜眠安，大便日行一次，偏稀，时有尿急、尿痛等排尿不适感，舌质暗，舌体胖，苔薄白，脉沉略细。

中医辨证：下焦湿热，兼有气虚。

治法：清利下焦湿热，通淋排石。

处方：三金排石汤加减。

金钱草30g	生黄芪30g	海金沙10g	鸡内金10g
生甘草10g	茵陈10g	生地黄15g	王不留行15g
淡竹叶12g	炒白术12g	石韦20g	续断20g
川牛膝20g	怀牛膝20g	通草3g	白芍45g

水煎服，日1剂。

上方2周后，患者腰痛症状明显缓解，排尿不适感消失，大便调。

点评：此例青年女性，职业为话剧演员，因工作紧张，平素喝水少，且经常憋尿，长此以往，湿热下注，化火灼阴，煎熬尿液，结为砂石。正如《诸病源候论》云："石淋者，淋而出石也。肾主水，水结则化为石，故肾客砂石。肾虚为热所乘，热则成淋。"笔者以经验方三金排石汤加减清利下焦湿热，通淋排石。一般认为湿热蕴结型石淋，不宜用补法，笔者认为"有余而往，不足随之；不足而往，有余从之""流水不腐，户枢不蠹"，生黄芪补气利水，可升可降，结合大队清热化石、活血利水通淋之药，具有推陈出新之功，有利于结石的排出。

二、补益剂

补中益气汤
《脾胃论》

【药物组成】黄芪、人参、白术、甘草、当归、陈皮、柴胡、升麻。

【功效】补中益气，升阳举陷。

【方解】黄芪益气为君，人参、白术、甘草健脾益气为臣，共奏补中益气之功。陈皮理气，当归补血，均为佐药。升麻，柴胡升举下陷之清阳，为使药。本方是调补脾肺、益气升阳、甘温除热的代表方剂。

【主治】肺脾气虚，中气下陷证。神疲乏力，自汗易感冒，语音低微，口淡不渴，蛋白尿或血尿，妇女月经量多，便溏或脱肛，舌淡边有齿痕，苔薄白而润，脉沉弱。

【运用经验】对于慢性肾脏病患者临床表现为上述症状者，中医辨证为肺脾气虚、中气下陷证，常选用本方。平素易感冒者常配合玉屏风散或桂枝汤；对于伴有心悸、汗多者配合生脉饮；对于蛋白尿的患者加涩精的药物，如芡实、金樱子、菟丝子等；对于血尿的患者，加小蓟、仙鹤草、三七粉等止血的药物。

方中黄芪可选用生黄芪或炙黄芪，剂量为12~30g。人参一般易为太子参、党参或西洋参。柴胡、升麻一般为3~5g，如中气下陷证突出者可用至10g。

六味地黄汤
《小儿药证直诀》

【药物组成】熟地黄、山茱萸、山药、泽泻、茯苓、牡丹皮。

【功效】滋养肾阴。

【方解】六味地黄汤是滋补肾阴的基础方剂，方中重用熟地黄滋肾阴为君药；辅以山茱萸、山药兼顾肝脾之阴，三药共用，肾、肝、脾三阴并补，而以补肾为主。泽泻、茯苓、牡丹皮为佐渗湿泻火，泽泻泄肾浊，茯苓渗脾湿，牡丹皮泻肝火。本方补中有泻，寓泻于补，通补开合，相辅相成。正如《医方论》所论："有熟地之腻补肾水，即有泽泻之宣泄肾浊以济之；有萸肉之温涩肝经，即有丹皮之清泻肝火以佐之；有山药之收摄脾经，即有茯苓之淡渗脾湿以和之。药止六味，而大开大合，三阴并治，洵补方之正鹄也。"

【主治】肝肾阴虚证。腰膝酸软，足跟作痛，头晕目眩，耳鸣如蝉，五心烦热，舌燥咽干，便干，蛋白尿或血尿，可伴水肿，舌红，苔少而干，脉沉细（细数）等。

【辨证要点】六味地黄汤是滋补肾阴的基础方剂，对于慢性肾脏病，临床凡见上述肾阴亏虚症状者，笔者均选用本方治疗。由于在肾阴虚的基础上常兼夹气虚、血瘀、内热，还伴有血尿、蛋白尿、水肿等表现，因而必须在六味地黄汤的基础上进行加味化裁。

【运用经验】

1.笔者运用六味地黄汤常以生地黄易熟地黄，因为阴虚易生内热，生地黄性寒，在滋阴补肾的同时，兼具清热之功，且其滋腻碍胃之弊亦逊于熟地黄，而且生地黄还有凉血止血之功效，故选生地黄较熟地黄更为适宜。生地黄用量一般为15g，糖尿病肾病的患者一般食欲旺盛，此时生地黄可用到30g，意在抑制食欲。对于大便偏溏的患者，以炒白术易山药。

2.肾脏疾病，病程绵长，且易反复，故长期调治实属必要。遇急性肾炎愈后和慢性肾炎稳定期，笔者常用六味地黄汤加减作善后之剂。这也体现了中医学"治未病"的思想。

3.六味地黄丸原出自宋代钱乙的《小儿药证直诀》，主治小儿肾怯失音、囟开不合、神不足、目中白睛多、面色㿠白等，因钱氏考虑小儿为稚阳之体，无须助阳，于是减去《金匮要略》八味肾气丸中刚燥的附子、桂枝，改干地黄为熟地黄，从而组成本方，着眼于滋补肾阴。鉴于此，对小儿先天禀赋不足，发育不良、体弱的肾炎患者，笔者常首选六味地黄汤培补肾阴，以充养先天之本，多应手奏效。再者，对于急性肾炎恢复期的患儿，愈后用该方培补阴精，对于减少病情反复有关键的作用。

4.通过临床实践，笔者体会到六味地黄汤比左归饮、左归丸等纯补肾阴方剂更为好用，这与本方以补为主、补中有泻、寓泻于补、通补开合、相辅相成的组成特点密切相关。方中重用地黄滋肾阴，为主药，辅以山茱萸、山药兼顾肝脾之阴，以泽泻、茯苓、牡丹皮为佐渗湿泻火。肾炎患者，病机多虚实夹杂，既有肾阴匮乏的一面，又有湿热余邪未尽的一面，这是从客观病情来考虑；另外脾肾久虚运化无权，主水失职，肝肾阴虚则相火妄动，水湿内停及相火妄动常为本病的重要转机，该方以滋养肾阴为主，兼顾渗湿泻火，甚与病情相洽，用后往往无补而恋邪、补而滋腻之弊。

5.笔者应用本方治疗慢性肾脏病属阴血水停证者，泽泻、茯苓用量可加大至20~30g，同时加冬瓜皮30g以增强利水消肿之功。若肾阴亏虚、腰痛甚者可在六味地黄汤的基础上加杜仲、续断、怀牛膝、巴戟天、鹿角胶等强壮腰膝的药物。

麦味地黄汤
《医级》

【药物组成】麦冬、五味子、熟地黄、山茱萸、山药、泽泻、茯苓、牡丹皮。

【功效】滋养肺肾之阴。

【方解】本方即六味地黄汤加麦冬、五味子。六味地黄汤滋肾补阴，配合麦冬甘寒滋养肺阴；五味子敛肺滋阴，生津润燥。诸药合用共奏滋养肺肾之功。

【主治】肺肾阴虚证。口干、咽干痛，腰膝酸软，足跟作痛，头晕目眩，耳鸣如蝉，五心烦热，便干，蛋白尿或血尿，舌偏红少苔，脉细数等。

【辨证要点】本方适用于慢性肾脏病肺肾阴虚证，其辨证要点为在肾阴亏虚证的基础上，同时有口干、咽干痛之症。

【运用经验】笔者常运用该方治疗肾炎血尿证属肺肾阴虚者，应用时常加金银花、野菊花、牛蒡子等利咽解毒之品，如经验方银菊麦味地黄汤，其药物组成为：金银花20g，野菊花、麦冬、五味子各10g，生地黄、山药各15g，山茱萸、牡丹皮、泽泻、茯苓各12g。若血尿明显者加小蓟20g、墨旱莲12g；若大便偏干者加制大黄10g。

知柏地黄汤
《医宗金鉴》

【药物组成】知母、黄柏、熟地黄、山茱萸、山药、泽泻、茯苓、牡丹皮。

【功效】滋阴降火。

【方解】六味地黄汤加知母、黄柏即知柏地黄汤。六味地黄汤滋肾补阴，配合知母、黄柏意在清下焦肾之湿热。诸药合用共奏滋阴降火、兼以利湿之功。

【主治】肝肾阴虚，虚火上炎证。五心烦热，虚烦盗汗，咽干口燥，阴囊湿痒或尿频、急、热、涩痛，耳鸣腰痛，大便偏干，舌偏红，苔少欠润，脉沉细数。

【辨证要点】本方适用于慢性肾脏病及慢性尿路感染等属肾阴亏损、虚火上炎或下焦湿热者。对于肾病综合征患者使用激素后出现的阴虚内热证，临床用此方常可收到满意疗效。该方的辨证要点为怕热，咽干口燥，舌红，苔干少津。

【运用经验】

1.本方用于肾病综合征患者使用激素后出现阴虚火旺证，如库欣综合征、痤疮满布、精神亢奋等。处方：知母、山药、茯苓各15g，黄柏、泽泻各12g，生地黄、牡丹皮各20g，山茱萸10g。疮毒较甚者加金银花30g、连翘12g、野菊花10g；大便干结者，加制大黄20g；烦躁易怒者，加白芍20g、生石决明30g（先煎）；若眠不实，加炒枣仁15g、莲子心10g。

2.肾炎血尿患者常见阴虚内热证，常运用知柏地黄汤加凉血止血药。处方：知母、牡丹皮、泽泻各10g，黄柏、山茱萸各6g，生地黄、山药、茯苓各12g。另加小蓟30g，仙鹤草、墨旱莲各12g。若大便偏干，加制大黄10g；若眠不实，加炒枣仁15g、莲子心10g。

3.治疗慢性尿路感染肾阴亏虚兼夹湿热者，选用本方可获良效。处方：知母、生地黄、山药、泽泻各15g，黄柏、山茱萸各10g，牡丹皮12g，茯苓20g，石韦20g，车前草15g，通草3g，小蓟30g，白茅根15g。若大便干结者，加制大黄15g。

验案 肾病综合征

河北某女，48岁。

患者于2012年1月体检时发现尿蛋白，未予重视。2月17日因感冒出现颜面浮肿，至当地医院住院治疗，查24小时尿蛋白定量3.92g，血浆白蛋白11.9g/L，总胆固醇10.03mmol/L，血压及肾功能正常，诊断为肾病综合征，予以抗感染等对症治疗。2月27日予以甲泼尼龙40mg，每日一次静脉滴注，尿蛋白未减少，当地医院建议患者行肾穿刺，患者拒绝。3月27日患者开始应用环磷酰胺0.2g，隔日一次静脉滴注，后因肝功能异常，共用2.8g后停止使用。5月10日患者复查24小时蛋白定量3.38g，血浆白蛋白28.8g/L，肾功能及血压正常，肝功能异常。出院后口服甲泼尼龙40mg/d。

6月15日患者寄希望于中医治疗而求诊于我处，当时查24小时蛋白定量6.12g，血浆白蛋白25.2g/L，总胆固醇16.23mmol/L，甘油三酯7.57mmol/L，肾功能及血压正常。症见：满月脸，乏力明显，头晕，纳眠可，时有便秘，闭经数月，小便可，舌红，苔黄腻，脉弦数。

中医辨证：气阴两虚偏于阴虚，兼夹瘀热。

治法：益气养阴，清热活血。

处方：知柏地黄汤加减。

知母12g	生地黄12g	山药12g	夏枯草12g
黄柏12g	当归尾12g	紫苏梗12g	杭菊花12g
山茱萸10g	牡丹皮10g	砂仁10g	泽泻10g
茯苓20g	天麻20g	金银花20g	益母草20g
金樱子20g	芡实20g	生黄芪20g	川牛膝20g
怀牛膝20g	丹参30g	麻子仁30g	紫河车5g

水煎服，日1剂。配用经验食疗方黄芪鲤鱼汤。

生黄芪30g	赤小豆30g	薏苡仁30g	冬瓜皮30g
芡实20g	茯苓20g	金银花10g	当归10g
黄精10g	砂仁10g		

上述药物用纱布包好，选活鲤鱼或活鲫鱼250g，加葱、姜少许同煎，不入盐，文火炖30分钟后，弃去药包，吃鱼喝汤，每周2次。并嘱逐渐撤减激素。

服中药2个月后，患者复查24小时尿蛋白定量1.5g，血浆白蛋白29.3g/L，总胆固醇10.39mmol/L，甘油三酯4.6mmol/L。继予以上方加减。2013年3月激素已撤完。2013年8月查24小时蛋白定量0.14g/L，血浆白蛋白39g/L。2014年3月28日查24小时尿蛋白定量0.19g，患者已恢复正常工作。随访至今，尿蛋白阴性，血浆白蛋白正常。

点评：本例肾病综合征患者先后经甲泼尼龙、环磷酰胺冲击治疗，均无效。中医辨证为气阴两虚，兼夹瘀热，予以知柏地黄汤滋阴清热。方中加当归尾、丹参、牛膝、益母草等活血化瘀、通畅月经，并加用了益气及涩精等药物。紫河车味甘、咸，性温，入肾经，为血肉有情之品，能大补气血及益肾填精。笔者对于肾病综合征激素依赖型的患者，在撤减激素的过程中常喜用本品2~5g加入复方中。

肾气丸

《金匮要略》

【药物组成】干地黄、山茱萸、山药、泽泻、茯苓、牡丹皮、桂枝、炮附子。

【功效】温补肾阳。

【方解】干地黄滋肾补阴，山茱萸、山药兼补肝脾之阴，少加桂枝、附子温补肾中之阳，即少火生气，取"益火之源，以消阴翳"之义。配合泽泻、茯苓、牡丹皮利水渗湿，清泻肝火，意在补中有泻、补而不腻。在《金匮要略》中，本方治"虚劳腰痛，少腹拘急，小便不利者"。本方治法体现了"善补阳者，必于阴中求阳"之义，为温补肾阳的代表方剂。

肾为水火之宅，元阴元阳寄寓其中，基于阴阳互根，阳得阴助则生化无穷的理论。本方通过水火并补，温润两顾，俾肾气自健，故名为"肾气丸"。

【主治】肾阳不足证。畏寒肢冷，面色㿠白，腰膝冷痛，小腹拘急，夜尿频多，小便清长，或尿少水肿，男子阳痿滑精，女子带下清冷，舌淡胖嫩，边有齿痕，脉沉迟。

【运用经验】

1.肾气丸加川牛膝、车前子，即为济生肾气丸(《济生方》)。在温补肾阳的基础上，加川牛膝、车前子以增强活血利水之功。肾性水肿的患者在怕冷、水肿、尿少的同时，伴有瘀血内阻者，如见肌肤甲错，面色晦暗，舌质紫暗，有瘀点、瘀斑等症，常选用本方温补肾阳、利水兼以活血，疗效甚佳。

2.慢性肾脏病患者证属肾阳虚或肾阴阳两虚者，均可选用肾气丸化裁。处方：制附片、肉桂、山茱萸、牡丹皮各10g，生地黄12g，山药、泽泻各15g，茯苓20g。腰膝冷痛者加巴戟天12g、鹿角胶10g（烊入）；大便溏薄者以炒白术12g易山药；大便干结者加制大黄20g；尿少肢肿者加车前子（包煎）、冬瓜皮各30g，川、怀牛膝各15g；舌暗或有瘀斑者加丹参30g；血尿者加小蓟30g、仙鹤草15g；蛋白尿者加芡实、金樱子、菟丝子各20g。

生脉散

《内外伤辨惑论》

【药物组成】人参、麦冬、五味子。

【功效】心之气阴双补，敛汗，生脉，固脱。

【方解】人参甘温，大补元气为君；麦冬甘寒养阴生津为臣；五味子酸收敛肺止汗为佐使。诸药合用，共奏益气养阴、生津敛汗固脱之功。

【主治】心肾气阴两虚证。心悸，乏力气短，自汗，咽干，脉沉虚弱。

【辨证要点】临床以心悸、乏力、自汗、脉沉虚弱为其辨证要点。

【运用经验】

1.本方适宜于慢性肾衰竭之心肾气阴两虚证者，在肾气阴两虚的基础上见心悸、气短、汗出，脉沉微，即选用本方心肾同治，扶危救急固脱。此时方中应选东北野山参，用量为15~30g。

2.一般情况下，因人参价格昂贵，可根据患者气虚的程度选用太子参、党参。气阴两虚较重者，选用西洋参益气而不伤阴。

3.临床上常根据病情与他方合并运用较多。

验案1　慢性肾衰竭

河北某男，47岁。

患者高血压病史15年，2型糖尿病病史13年。患者于2007年检查发现蛋白尿（++），2008年检查发现血肌酐升高，均未重视。2013年7月，患者出现双眼睑及下肢水肿，于当地医院住院，查24小时尿蛋白定量9.8g，血肌酐105μmol/L，之后血肌酐不断升高，辗转多家医院治疗，均未见效。既往脑梗死病史。

患者为寻求中医药治疗于2015年7月至我处初诊，当时外院查血肌酐304μmol/L，血红蛋白81g/L，用降压药控制血压。症见：恶心伴口苦，怕热，自汗心悸，易感冒，纳、眠可，二便调，舌淡，苔黄腻，脉沉细无力。

中医辨证：湿热内阻，气阴两虚。

治法：清热化湿，气阴双补。

处方：黄连温胆汤合生脉饮化裁。

黄连10g	麦冬10g	五味子10g	茯苓20g
太子参20g	金银花20g	枳壳12g	竹茹12g
当归12g	丹参30g	生石膏30g	生地黄15g
陈皮6g	姜半夏5g		

水煎服，日1剂。并嘱患者清淡饮食。

二诊：2015年8月14日，血肌酐降至208μmol/L，血红蛋白100g/L，上述诸症减轻。患者因疗效显著，十分满意。

点评：本例患者在湿热内阻的基础上兼心悸自汗表现，故亦有心气阴不足之象，其治疗当以黄连温胆汤清化湿热，合用生脉饮以养心之气阴。

验案2 IgA肾病

北京某男，38岁。

主诉：双下肢水肿10个月。

现病史：患者2006年年末无明显诱因出现双下肢中度水肿，血压最高达160/100mmHg，服药后可控制。2007年秋于外院行肾穿刺，结果为局灶增生性IgA肾病。2007年9月患者为求中医治疗来我处就诊。症见：双下肢水肿，尿少，神疲乏力，咽喉肿痛，口腔溃疡反复发作，伴气短、胸闷，平素易感冒，舌红，苔黄腻，脉沉滑微数。查24小时尿蛋白定量7.34g，尿红细胞111.5个/HPF，肾功能正常。

中医辨证：心肾气阴两虚，兼有内热。

治法：益气健脾，补肾摄精，兼清内热。

处方：参芪地黄汤合生脉饮加减。

太子参30g	生黄芪30g	冬瓜皮30g	金银花30g
大蓟30g	小蓟30g	生石膏30g	生地黄15g
山药15g	仙鹤草15g	青风藤15g	黄芩15g
山茱萸12g	牡丹皮12g	泽泻12g	佩兰12g
连翘12g	麦冬12g	五味子10g	炒栀子10g

水煎服，日1剂。配合经验食疗方黄芪鲤鱼汤。

生黄芪30g	赤小豆30g	冬瓜皮30g	薏苡仁30g
芡实30g	砂仁10g	当归10g	茯苓20g

上述药物用纱布包好，选活鲤鱼或活鲫鱼250g，加葱、姜少许同煎，不入盐，文火炖30分钟后，弃去药包，吃鱼喝汤，每周2剂。并配合西药降压治疗。

二诊：患者服药3个月后尿量增加，每日1900~2000ml，双下肢呈轻度水肿，已无胸闷、气短，精神好转，体力渐增，咽喉肿痛及口腔溃疡均较前明显好转。检查指标亦有改善：24小时尿蛋白定量3.61g，尿红细胞59.5个/HPF。继续宗上方加减配合黄芪鲤鱼汤调治。

三诊：2008年7月下旬，患者水肿完全消退，诸症皆除，血压维持在120/（80~90）mmHg。24小时尿蛋白定量1.5g，尿红细胞25.36个/HPF。继续守方服用。

四诊：2009年秋，患者24小时尿蛋白定量减至0.24g，尿红细胞3.96个/HPF。患者治疗全程未使用激素。之后嘱患者继续门诊服中药以巩固疗效。多次检查24小时尿蛋白定量一直在0.3g以下，尿检阴性，肾功能正常。

点评： 本例IgA肾病临床表现为肾病综合征伴大量血尿。中医辨证为心肾气阴两虚，兼夹湿热。治疗以经验方参芪地黄汤合生脉饮心肾气阴双补加味化裁，并配合经验食疗方黄芪鲤鱼汤治疗水肿。患者坚持治疗2年，尿检完全转阴。

二至丸
《医方集解》

【药物组成】女贞子、墨旱莲。

【功效】滋养肝肾。

【方解】女贞子甘平，益肝补肾；墨旱莲甘寒养阴，凉血止血。药仅两味而性平和，为平补肝肾之剂。

【主治】肝肾阴虚证。血尿，口干咽干，腰膝酸痛，大便偏干，舌红少苔，脉细数。

【辨证要点】血尿伴见口干咽干，大便偏干，舌红少苔，脉细数。

【运用经验】二至丸出于《医方集解》，药仅两味，养阴而不腻滞，为滋养肝肾的平和之剂，临床较为好用。笔者对慢性肾脏病以血尿为突出表现者，辨证属于肝肾阴虚、血不归经者，常以本方合入其他养阴、凉血止血之剂中应用。用量一般各为10~15g。

当归补血汤
《内外伤辨惑论》

【药物组成】黄芪、当归。

【功效】益气补血。

【方解】原方中黄芪与当归的用量为5∶1。重用黄芪大补脾肺之气，以裕生血之源；当归补血。配方之义重在阳生阴长，气旺血生。

【主治】气虚两虚证。面色萎黄，月经量少色淡，乏力头晕，脉细弱。

【辨证要点】面色萎黄，月经量少色淡。

【运用经验】

1.本方常用于肾性贫血的治疗，可加龙眼肉、阿胶、大枣。慢性肾衰竭气血两虚证，亦可配合透析患者血虚证的治疗。此方常运用于气血双补方剂之中，临床证见血虚发热者尤为适宜。

2.对于尿毒症患者因血小板功能障碍引起的妇女月经量多不止，可在上方基础上加东北野山参10~15g以益气固脱。

安老汤
《傅青主女科》

【药物组成】人参、黄芪、熟地黄、山茱萸、当归、阿胶、白术、黑芥穗、香附、木耳炭、甘草。

【功效】补气摄血。

【方解】方中人参、黄芪、白术补中益气，以统摄止血；熟地黄、阿胶、当归养血止血；山茱萸收涩敛精；香附理气，与补气养血药同用，使补而不滞；黑芥穗、木耳炭增强止血之力。全方补气固冲摄血以治本，养血止血以治标，标本同治，故奏止血之功。

【主治】脾肾两亏，冲任不固证。面色萎黄，心悸气短，神疲乏力，腰膝酸软，妇女月经色淡、量多不止，舌淡边有齿痕，苔薄白，脉沉细无力。

【辨证要点】面色萎黄、心悸气短、妇女月经色淡、量多不止为其辨证要点。

【运用经验】

1.安老汤出于《傅青主女科》，主治妇人年老经水复行，由"肝不藏、脾不统"所致。"此方补益肝脾之气，气足自能生血而摄血。尤妙大补肾水，水足而肝气自舒，肝舒而脾自得养，肝藏之而脾统之"，则血能骤止。

2.笔者在临床上对于慢性肾衰竭后期，严重贫血的女性患者，因月经过多致贫血情况加重，经服用安老汤之后，常可终止月经，改善贫血状况，而使病情相对稳定。

3.气虚轻症可用太子参或党参，气虚重症可用西洋参或东北人参。以生地黄易熟地黄，因为生地黄有凉血止血之功。

水陆二仙丹

《证治准绳》

【药物组成】芡实、金樱子。

【功效】涩精固肾。

【方解】因芡实生长在水中，而金樱子长于山上，故以"水陆"名之。芡实甘、涩，平，健脾祛湿，固肾涩精。金樱子酸、涩，平，补肾涩精。二药配伍，共奏涩精固肾之功。

【主治】蛋白尿，神疲乏力，腰膝酸软，遗精或带下，舌淡，苔白，脉细弱。

【辨证要点】蛋白尿，乏力腰酸。

【运用经验】慢性肾脏病有蛋白尿的患者，可用本方加入相应的扶正方剂中运用，标本兼顾，对降低蛋白尿有一定的疗效。芡实、金樱子用量各20~30g。

验案1　系膜增生性肾小球肾炎

重庆某女，28岁。

2012年8月患者体检时发现蛋白尿，当地医院查24小时尿蛋白定量4.13g，血浆白蛋白35.2g/L，血压及肾功能均正常，诊断为原发性肾病综合征，肾穿刺结果为轻度系膜增生性肾小球肾炎。西医予以激素、环磷酰胺、雷公藤多苷片治疗3个多月无效。

2013年3月患者为求治中医至我处首诊。当时服泼尼松35mg/d，外院查24小时尿蛋白定量4.13g，肾功能正常。症见：双手肿胀，面部浮肿，神疲乏力，腰背酸痛，气短，周身痤疮，五心烦热，口干，恶心，夜眠差，大便秘结，四日一行，小便量可，舌红，苔薄黄，脉弦细数。

中医辨证：气阴两虚，兼有内热。

治法：益气养阴，兼清内热。

处方：经验方参芪知苓地黄汤加味。

生黄芪20g	太子参20g	金银花20g	火麻仁20g
金樱子20g	芡实20g	白芍20g	知母15g
黄芩15g	生地黄15g	山药15g	泽泻15g
山茱萸10g	牡丹皮10g	麦冬10g	砂仁10g
酸枣仁10g	生石膏30g	竹茹12g	鸡内金12g
制大黄15g			

水煎服，日1剂。配合经验食疗方黄芪鲤鱼汤加减。

生黄芪30g	赤小豆30g	冬瓜皮30g	生薏苡仁30g
芡实30g	砂仁10g	当归10g	金银花10g
杭菊花10g	茯苓20g		

上述药物用纱布包好，选活鲤鱼或活鲫鱼250g，加葱、姜少许同煎，不入盐，文火炖30分钟后，弃去药包，吃鱼喝汤，每周1次。并嘱患者逐渐撤减激素。

患者坚持门诊中医药治疗，处方均以上两方加减化裁，同年8月30日复查24小时尿蛋白定量2.39g。2014年1月20日查24小时尿蛋白定量1.98g。2014年7月25日查24小时尿蛋白定量0.78g。2015年2月6日激素已减至5mg/d，24小时尿蛋白定量已降为0.77g。2015年7月5日激素已停用，24小时尿蛋白定量0.39g。患者已无明显不适。随访至今，病情稳定。

点评：本例患者为轻度系膜增生性肾小球肾炎，西医使用激素、环磷酰胺、雷公藤多苷片治疗无效。鉴于患者有气阴两虚、兼夹内热的表现，以益气养阴、兼清内热法治疗。患者坚持治疗2年，激素顺利撤停，尿蛋白明显减少。

方中所选用的芡实味甘、涩，性平，入脾、肾经，具有固肾涩精的功效。金樱子味酸，性平，入肾经，亦具有收涩固精的功效。笔者常用本方涩精固肾，合入其他方剂中治疗蛋白尿，二药用量均为10~30g。

验案2 膜性肾病

河北某男，59岁。

2013年5月患者无明显诱因出现下肢水肿，在外院检查发现血尿及蛋白尿，24小时尿蛋白量最多6g，肾穿刺结果为Ⅱ期膜性肾病，西医给予泼尼松60mg/d治疗，疗效不佳，尿蛋白未明显减少。血压及肾功能正常。

2013年11月患者为求中医药治疗至我处首诊。当时口服泼尼松20mg/d，外院查尿红细胞36.37个/HPF，尿蛋白（+++），24小时尿蛋白定量4g，血浆白蛋白27g/L。血压及肾功能正常。症见：双下肢轻度水肿，乏力腰痛，颜面部潮红，颈部痤疮，目赤流泪，咽干，纳、食可，二便调，舌暗，苔薄白，脉沉涩。

中医辨证：气阴两虚，湿热瘀毒互阻。

治法：益气养阴，清热解毒，活血利水。

处方：经验方参芪当归芍药散加减。

当归尾15g	紫花地丁15g	白芍20g	茯苓20g
芡实20g	青风藤20g	黄精20g	菟丝子20g
板蓝根20g	金樱子20g	川牛膝20g	怀牛膝20g
白术10g	黄芩10g	金银花12g	淡竹叶12g
丹参12g	生黄芪30g	冬瓜皮30g	桑螵蛸5g
防风5g			

水煎服，日1剂。并嘱患者逐渐撤停激素。

患者坚持中医药治疗，笔者一直给予上方加减化裁治疗。6个月后患者激素顺利撤停。2016年6月2日患者查24小时尿蛋白定量0.8g，尿红细胞4.1个/HPF，血浆白蛋白32g/L。患者已无明显不适。

点评：本例为Ⅱ期膜性肾病患者，在使用激素后，尿蛋白未明显下降，而来我处求治并想撤停激素。鉴于其中医证候为气阴两虚，湿热瘀毒互阻，笔者予以参芪当归芍药散加减，取得了激素顺利撤停、尿蛋白量明显减少的良好效果。该方中就选用了芡实、金樱子各20g以涩精固肾。

玉女煎

《景岳全书》

【药物组成】生石膏、知母、怀牛膝、麦冬、熟地黄。

【功效】清胃热，滋肾阴。

【方解】本方为清胃滋阴之剂。方中石膏辛甘大寒，清阳明有余之热为君药。熟地黄味甘性温，滋补肾水之不足，为臣药。君臣配伍，清胃热而滋肾阴。知母苦寒质润，滋阴清热；麦门冬微苦甘寒，滋阴生津，共为佐药。牛膝导热引血下行，且能补肾为使药。五药合用共奏清胃热、养肾阴之功。

【主治】胃热阴虚证。头痛，牙痛，齿松牙衄，口舌生疮，烦热干渴，舌红苔黄而干，脉细数。

【辨证要点】口舌生疮、头痛牙痛、舌红苔黄而干为辨证要点。

【运用经验】

1.笔者在运用本方时，常常重用生石膏，用量为30~60g；天冬、麦冬同用各12~15g；以生地黄15~20g易熟地黄，取其滋阴而兼有清热之功。

2.部分慢性肾脏病患者，由于肾阴下亏以致胃火上炎，临床可见口舌生疮、头痛牙痛、舌红少苔、脉细数者，笔者常选玉女煎并取得较好效果。

三、调理脾胃剂

香砂六君子汤

《时方歌括》

【药物组成】广木香、砂仁、党参、白术、茯苓、甘草、陈皮、半夏。

【功效】理气和胃，降逆止呕。

【方解】本方由六君子汤加木香、砂仁而成，故名"香砂六君子汤"。

四君子汤由党参、白术、茯苓、甘草组成，具有益气健脾之功。陈皮、半夏理气化痰，降逆止呕。在上述六君子汤基础上再加广木香、砂仁更增理气和胃之力，再者砂仁还有芳化醒胃之功。

【主治】脾胃气虚，寒湿中阻证。恶心呕吐，脘胀纳呆，口不渴，神疲乏力，舌淡胖而润，苔白腻，脉虚弱。

【辨证要点】恶心呕吐，脘胀纳呆，口不渴，舌淡苔白为辨证要点。

【运用经验】

1.笔者常用本方治疗慢性肾衰竭关格期，证属脾胃虚弱、寒湿中阻的患者，方中的参可根据病情选用太子参、党参、西洋参。伴有便秘者加麻子仁、制大黄。服用药物后不仅恶心呕吐、脘胀纳呆等症状逐渐消失，而且可见血肌酐指标不同程度地下降，血色素也可以得到改善。

2.对于肾病综合征患者的水肿，证属脾胃不和、湿困脾土、水湿内停者，常用本方合五皮饮加冬瓜皮、车前子，通过调理脾胃恢复脾的健运水湿功能，可使水肿消退。

验案1 慢性肾衰竭关格期

河北某男，42岁。

2013年初患者因恶心呕吐于北京某西医院检查发现血肌酐700 μmol/L，西医建议其行动静脉内瘘成形术，准备透析，患者拒绝。

2013年7月4日患者为求中医药诊治至我处初诊。查血肌酐716 μmol/L，尿酸595.5 μmol/L，血红蛋白105g/L。症见：恶心呕吐，纳差，神疲乏力，口不渴，手足不温，咳嗽有痰，眠安，大便调，舌淡边有齿痕，苔薄黄腻，脉沉细无力。

中医辨证：脾胃气虚，胃失和降，兼肺内蕴热。

治法：益气和胃，降逆化浊，兼清肺热。

处方：香砂六君子汤加减。

广木香6g	砂仁10g	白术10g	五味子10g
当归10g	陈皮5g	姜半夏5g	茯苓20g
丹参20g	太子参20g	冬葵子15g	黄芩15g
鸡内金12g	竹叶12g	麦冬12g	竹茹12g
金银花30g	鱼腥草30g	黄连3g	

水煎服，日1剂。并嘱患者戒烟酒，清淡饮食。

同年8月5日复诊，查血肌酐295 μmol/L，尿酸513.7 μmol/L。患者诸症明显减轻。

近两年来患者坚持中医药治疗，定期复诊，一直宗本方加减化裁，血肌酐逐渐下降，患者一直坚持全日工作，疗效显著。

2014年1月15日查血肌酐169 μmol/L，尿酸359.8 μmol/L。2014年4月27日查血肌酐155 μmol/L，尿酸357.5 μmol/L。2014年10月26日查血肌酐152 μmol/L，尿酸336.1 μmol/L。2015年1月24日查血肌酐141 μmol/L，尿酸330.5 μmol/L。患者已无不适。

点评：本例患者属关格期，辨证为脾胃虚弱、寒湿中阻，故以香砂六君子汤益气补中、和胃降逆。鉴于患者咳嗽有痰，舌苔黄腻，故于方中加鱼腥草、黄芩以清肺化痰，加黄连以清化湿热。笔者对于关格期寒热均不突出的患者，一般选香砂六君子汤加黄连、竹茹寒热并用，黄连一般为3~5g。

验案2 慢性肾衰竭关格期

河北某女，55岁。

患者反复发作尿路感染30余年。慢性肾炎20余年。1997年夏肾穿刺结果为局灶系膜增生性肾小球肾炎。2012年2月外感后发现血肌酐300 μmol/L，之后血肌酐逐渐升高至857 μmol/L（2014年2月9日）。

2014年4月3日患者为求中医药治疗至我处初诊。查血肌酐857 μmol/L，血红蛋白80g/L。症见：乏力伴呕恶纳呆，大便干，双目干涩，双下肢轻度水肿，舌淡边有齿痕，苔白微腻，脉沉弱。

中医辨证：脾胃虚弱，湿浊中阻。

治法：健脾和胃，化湿降浊，兼以通腑。

处方：香砂六君子汤加减。

木香10g	砂仁10g	陈皮10g	白术10g
当归10g	谷精草10g	生黄芪12g	鸡内金12g
菊花12g	紫苏梗12g	茯苓20g	金银花20g
火麻仁30g	冬瓜皮30g	制大黄3g	姜半夏5g
太子参15g			

水煎服，日1剂。

二诊：2014年5月7日，患者恶心呕吐，纳呆明显减轻，大便日一次，舌红，苔黄腻，脉细数。查血肌酐570μmol/L，尿酸436.2μmol/L，血红蛋白90g/L。因患者诉口苦、尿频，于上方加黄连3g、蒲公英15g。

点评：本例患者恶心呕吐，纳呆，舌苔白腻，为寒湿中阻、脾胃气虚证。治疗以香砂六君子汤加减化裁而取效。香砂六君子汤载于《古今名医方论》，本方特点重在理气补气、和胃降逆。方中补气之品一般选用党参，若气虚较盛，可加西洋参或东北人参；若中寒不明显，应改用太子参。亦可在方中加用生黄芪或炙黄芪。

验案3　膜性肾病

福建某女，63岁。

2012年1月患者自觉神疲乏力、下肢水肿明显，尿量亦明显减少，查尿蛋白（++++），红细胞12~14个/HPF，血浆白蛋白24.9g/L，24小时尿蛋白定量4.43g，血肌酐及血压正常。同年3月至北京某医院行肾穿刺，结果为膜性肾病I期。西医予以泼尼松40mg/d及免疫抑制剂口服，未见效，且水肿逐渐加重，体重增加15kg。西医予以补充蛋白扩容利尿，效果均不佳，故行血液透析脱水，之后体重下降20kg，水肿好转。激素规律减量。

2013年3月25日，患者因重度水肿就诊我处，查血浆白蛋白16.1g/L，24小时尿蛋白定量6.545g，尿量400ml，血红蛋白85g/L。泼尼松10mg/d口服。症见：全身重度水肿，乏力明显，纳食差，腹胀，恶心，时有呕吐，尿量少，夜眠差，大便量少，舌质淡苔白，脉滑。

中医辨证：脾胃不和，水湿内停。

治法：健脾和胃利水。

处方：香砂六君子汤合五皮饮加减。

木香10g	砂仁10g	生白术10g	陈皮10g
紫苏梗10g	太子参20g	茯苓20g	大腹皮20g
金银花20g	姜半夏6g	桑白皮15g	冬瓜皮30g
薏苡仁30g	车前子（包煎）30g		当归12g
天麻12g	黄连5g		

水煎服，日1剂。配合经验食疗方黄芪鲤鱼汤。

生黄芪30g	赤小豆30g	冬瓜皮30g	薏苡仁30g
芡实30g	砂仁10g	当归10g	茯苓20g

上述药物用纱布包好，选活鲤鱼或活鲫鱼250g，加葱、姜少许同煎，不入盐，文火炖30分钟后，弃去药包，吃鱼喝汤，每周1剂。并嘱患者逐渐撤停激素。

服药3个月后，患者水肿好转，仍有乏力，查24小时尿蛋白定量5.95g，血浆白蛋白24g/L，血红蛋白90g/L。此时激素已撤减完，在上方基础上加黄芪15g，葶苈子12g，猪苓6g，丹参30g，三七粉（冲入）3g，川牛膝、怀牛膝各20g。

2013年8月患者水肿基本消退，尿量增多，查24小时尿蛋白定量3.648g。嘱守上方治疗，此后多次复诊，水肿消退，各方面已如常人。

2014年4月21日查24小时尿蛋白定量1.926g，血浆白蛋白35g/L，血脂正常，尿量1800ml。同年10月10日查24小时尿蛋白定量0.93g，血浆白蛋白37.1g/L。2015年4月13日查24小时尿蛋白定量0.86g。同年7月6日查24小时尿蛋白定量0.7g，血浆白蛋白42.8g/L。患者仍在治疗中。

点评：本例为膜性肾病患者，在西医院使用激素、免疫抑制剂和扩容利尿治疗后均无效，且水肿加重，并在院外进行血液透析脱水。初诊时水肿较重，尿量400ml/d，并伴恶心、呕吐、纳差、腹胀等脾胃症状，治疗以香砂六君子汤合五皮饮，配合经验食疗方黄芪鲤鱼汤。脾不为湿所困，其气得健，更可运化水湿，亦可升清以摄蛋白尿。该病例在西医多种方法联用效果不佳的情况下，单纯运用中医药治疗，取得了完全缓解的满意疗效，长期随访未复发。

参苓白术散

《太平惠民和剂局方》

【药物组成】人参、茯苓、白术、山药、扁豆、莲子肉、薏苡仁、砂仁、桔梗、甘草、陈皮、大枣。

【功效】健脾养阴，渗湿止泻。

【方解】本方在四君子汤健脾益气的基础上，加扁豆、山药、莲子肉健脾养阴之品，再加薏苡仁、白术健脾渗湿止泻。方中的陈皮、砂仁芳香理气和胃；莲子肉还兼有涩肠止泻的作用；桔梗可载药上行，使本方可兼顾益肺。诸药合用，可益气健脾、渗湿止泻。

【主治】脾虚湿渗证。倦怠乏力，饮食不消，便溏或腹泻，蛋白尿或血尿，可伴轻度水肿，舌淡苔薄白，边有齿痕，脉沉细无力。

【辨证要点】对于慢性肾脏病患者，平素便溏或有慢性腹泻病史者，笔者常选用本方进行调治。

【运用经验】参苓白术散是脾气阴双补之剂，并兼能渗湿止泻。基于"利小便以实大便"之说，为了加强渗湿止泻的作用，笔者常加车前子、冬瓜皮各30g。

对于IgA肾病血尿平素易腹泻者主要选用本方加止血的药物，如小蓟、三七粉、仙鹤草等。对于肾病综合征水肿突出的患者，临床表现有腹泻的症状时，也以本方为主方，再合五皮饮进行调治。对于慢性肾脏病的蛋白尿，患者以乏力、便溏为主症者，也常选参苓白术散加黄芪30g、芡实20g、金樱子20g、桑螵蛸10g。慢性肾衰竭的患者，一般多见大便干结，但也有少数患者大便溏薄或腹泻，属于尿毒症性肠炎的表现，此时应选择参苓白术散调治。只要临床辨证准确，该方用后效如桴鼓。

验案1　IgA肾病

北京某男，32岁。

2008年年中患者因饮食不洁后出现腹泻、恶心呕吐，伴发热恶寒，第2天即出现肉眼血尿，经肾穿刺诊断为轻中度系膜增生性IgA肾病。2008年9月来我处初诊，症见：神倦乏力，腰酸痛，便溏，手足不温，眠稍差，舌淡红，苔薄白，脉沉细无力。检查：尿红细胞30~40个/HPF，24小时尿蛋白定量0.66g，血肌酐123.7μmol/L，血压正常。该患者平素易腹泻。

中医辨证：脾气虚，血不归经。

处方：参苓白术散加味。

党参 15g	生黄芪 15g	莲子 15g	仙鹤草 15g
金樱子 15g	续断 15g	小蓟 20g	茯苓 20g
薏苡仁 20g	芡实 20g	菟丝子 20g	炒白术 12g
白扁豆 12g	陈皮 10g	当归 10g	防风 10g
砂仁 6g	三七粉（冲入）3g		

二诊：2008 年 10 月，症状均减轻，尿红细胞 15~20 个/HPF，24 小时尿蛋白定量 0.13g。

三诊：2008 年 12 月检查尿红细胞 0~3 个/HPF，24 小时尿蛋白定量 0.06g，血肌酐 83.2 μmol/L。之后一直以上方加减化裁调治，随访至今，病情稳定，尿检阴性，肾功能正常。

点评：本例 IgA 肾病以大量血尿为主，且血尿的加重与腹泻密切相关。中医辨证为脾虚血不归经，以参苓白术散健脾止泻止血取得了显著效果。对于 IgA 肾病血尿辨证属脾虚血不归经者，笔者在本方的基础上加止血药标本兼顾。

验案 2　不典型膜性肾病

吉林某女，42 岁。

患者于 2006 年年中发现双下肢水肿及蛋白尿，2006 年秋行肾穿刺诊断为"不典型膜性肾病"。患者用激素治疗后无效，遂求治于中医，2008 年 6 月初来我处就诊。主症：乏力汗出，尿少水肿，大便溏薄，每日 3 次，面色淡白，形体肥胖，纳可，舌淡胖嫩，边有齿痕，苔薄白，脉沉细无力。检查：血肌酐 176mmol/L，血浆白蛋白 27.8g/L，总胆固醇 6.2mmol/L，24 小时尿蛋白定量 5.76g。

西医诊断：不典型膜性肾病，肾病综合征，肾功能不全。

中医辨证：脾虚水停。

治法：健脾利水。

处方：参苓白术散加减。

党参 15g	紫苏叶 15g	茯苓 30g	莲子 30g
生黄芪 30g	炒薏苡仁 30g	金银花 30g	冬瓜皮 30g

车前子（包煎）30g		白术10g	苍术10g
陈皮10g	荷叶10g	当归10g	砂仁10g
萆薢20g	芡实20g	防风6g	

守方治疗3个月后患者已不水肿，大便调，纳增神振，复查血肌酐86μmol/L，血浆白蛋白42.3g/L，总胆固醇4.2mmol/L，24小时尿蛋白定量0.16g。随访至今病情无反复。

点评：本例为不典型膜性肾病伴肾功能不全，西药治疗无效。该患者形体肥胖，大便溏薄，舌边齿痕，其脾虚兼痰湿偏盛。故选参苓白术散加减健脾渗湿利水，方中苍术、白术同用，健脾燥湿并行不悖。白术的功效主要通过健脾而运湿，苍术的功效主要通过燥湿而健脾。

通过上述治疗后，患者不仅水肿消退，蛋白尿转阴，同时肾功能亦恢复正常。

验案3　慢性肾衰竭

北京某女，63岁。

患者2013年底在外院行心脏二尖瓣手术，术后出现急性心力衰竭，经抢救治疗后病情缓解，检查血肌酐升高800μmol/L，做血液灌流7天后改为每周两次血液透析，出院时血肌酐300μmol/L，患者自行停止透析。

2014年4月8日患者为求中医药治疗至我处初诊。当时外院查血肌酐180μmol/L，血红蛋白90g/L，服用降压药控制血压。症见：双下肢中度可凹性水肿，小便量可，乏力腰酸，大便溏薄，眠差，纳可，舌淡暗边有齿痕，苔薄白水滑，脉沉弱。

中医辨证：脾气亏虚，血瘀水停证。

治法：益气健脾，活血利水。

处方：参苓白术散合补阳还五汤加减。

太子参15g	白术15g	山药15g	板蓝根15g
夜交藤15g	茯苓30g	生薏苡仁30g	冬瓜皮30g
车前子（包煎）30g		陈皮10g	桃仁10g
地龙10g	当归尾12g	酸枣仁12g	赤芍12g
川牛膝20g	怀牛膝20g	丹参20g	芡实20g
巴戟天20g	红花6g	砂仁5g	生黄芪40g

水煎服，日1剂。并嘱患者清淡饮食。

患者坚持中医药治疗，笔者一直宗上方加减化裁。患者症状逐渐减轻，血肌酐逐渐下降，血红蛋白逐渐上升。2016年3月10日复查血肌酐120 μmol/L，同年6月17日复查血肌酐86 μmol/L，血红蛋白129g/L，水肿完全消退，余无不适。患者目前仍定期至门诊复诊，巩固疗效。

点评：本例为慢性肾衰竭透析患者，就诊前患者自行停止透析。根据初诊时患者的临床表现，属于虚损期，其中医辨证为脾气亏虚、血瘀水停，予以参苓白术散合补阳还五汤化裁治疗。患者血肌酐逐渐恢复正常，取得了显著的效果。

苏叶黄连汤

《温热经纬》

【药物组成】苏叶、黄连。

【功效】清化湿热，和胃止呕。

【方解】苏叶系芳化理气醒脾之品，黄连以清胃热止呕见长，合而用之，共奏清热化湿、和胃止呕之功。

【主治】湿热中阻证。恶心呕吐，食欲不振，口苦或口黏，大便秘结或黏腻不爽，舌淡或红，苔黄腻，脉滑数。

【辨证要点】恶心呕吐，口苦口黏，舌苔黄腻。

【运用经验】

1.本方适用于慢性肾衰竭湿热中阻证。

2.笔者常苏叶、苏梗同用，各10g，黄连用量为3~10g。若大便干结者可加大黄适量以通腑降浊。遇呕恶频作、药难受纳者，可浓煎频频呷服。

黄连温胆汤

《六因条辨》

【药物组成】黄连、竹茹、法半夏（或姜半夏）、陈皮、生姜、茯苓、甘草。

【功效】清化痰热，和胃止呕。

【方解】方中以二陈汤为基础燥湿化痰、理气和中，增黄连、竹茹清胃止呕之力，全方共成清化痰热、和胃止呕之剂。

【主治】湿热中阻证。呕恶频频，纳呆食少，面色萎黄，神疲乏力，口苦口黏，大便干结，舌苔黄腻，脉沉滑数无力。

【辨证要点】呕恶频频，口苦口黏，舌苔黄腻。

【运用经验】

1.本方适用于慢性肾衰竭关格期湿热中阻证，方中黄连用量3~10g。若大便干结者，加制大黄12~20g、麻子仁30g。

2.伴心悸气短、乏力较甚者，与生脉饮合方，方中的参可用太子参15~30g，气虚甚者用西洋参5~10g另煎兑入。

3.常与苏叶黄连汤合方，以增强芳香化湿止呕之功，苏叶、苏梗同用各10g。

验案1 慢性肾衰竭关格期

陕西某男，24岁。

2014年12月患者因恶心呕吐至当地医院检查发现血肌酐升高至320μmol/L，血压升高，用降压药控制血压。

2015年12月12日患者为求中医药治疗至我处初诊。当时外院查血肌酐282μmol/L，血红蛋白108g/L，24小时尿蛋白定量1.25g。症见：乏力腰酸，头晕，恶心呕吐，尿频尿急，纳食不馨，眠可，大便调，舌淡，苔黄腻，脉沉弱。

中医辨证：湿热内蕴，气阴两虚。

治法：清热化湿，益气养阴。

处方：黄连温胆汤化裁。

黄连6g	陈皮10g	紫苏梗10g	太子参10g
牡丹皮10g	姜半夏5g	佩兰5g	竹茹12g
天麻12g	杭菊花12g	枳壳12g	金银花12g
茯苓12g	川牛膝12g	怀牛膝12g	冬葵子15g
蒲公英15g	车前草15g	丹参15g	杜仲15g
芡实20g	续断20g		

水煎服，日1剂。并嘱患者清淡饮食。

患者坚持在我处中医药治疗，笔者一直运用上方加减化裁。患者血肌酐逐渐下降，2016年1月15日复查血肌酐243μmol/L。2月28日复查血肌酐237μmol/L。4月13日复查血肌酐196.4μmol/L。6月5日复查血肌酐190.5μmol/L，血红蛋白110g/L，24小时尿蛋白定量0.8g。7月19日复查血肌酐173.9μmol/L。患者诸症减轻，病情好转。

点评：该例青年患者初诊时处于慢性肾衰竭中期，有恶心呕吐、舌苔黄腻的表现，故从中医临床分期来看，属于关格期。故选用了黄连温胆汤清化湿热。药后血肌酐逐渐下降，疗效较好。

验案2 慢性肾衰竭关格期

河北某男，农民，39岁。

2010年5月患者劳累后出现咳嗽、喘憋，并发现高血压（180~190）/90mmHg，当地医院查血肌酐800μmol/L，诊断为慢性肾衰竭，每周2次血液透析治疗。

患者因经济压力大而不愿长期透析，于2010年9月8日至我处首诊要求中医药治疗。当时初诊时，因刚做完血液透析，血肌酐318μmol/L，尿素22.7mmol/L，血红蛋白89g/L。症见：面色萎黄，乏力恶心，双下肢轻度水肿，大便干结，舌质暗，苔黄腻，脉沉弱。

中医辨证：湿热内蕴，兼气血两虚。

治法：清热化湿，益气补血。

处方：黄连温胆汤加减。

黄连10g	陈皮10g	枳壳12g	竹茹12g
当归12g	茯苓30g	冬瓜皮30g	全瓜蒌30g
丹参30g	生黄芪30g	金银花20g	太子参20g
麻子仁20g	冬葵子15g	姜半夏6g	

水煎服，日1剂。

患者3年半一直坚持服用上述中药，之后未再进行血液透析，且身体无明显不适，从事正常工作。

2014年2月18日，查血肌酐113μmol/L，尿酸470μmol/L，血红蛋白120g/L。用降压药控制血压为（120~130）/80mmHg。患者腰略酸，纳可，眠安，二便调，舌质淡红，苔白微腻，脉滑略数。原方去冬瓜皮，姜半夏由6g减至3g，加巴戟天15g，川、怀牛膝各20g，益母草15g。随访至今，肾功能正常。

点评：本例患者就诊时以恶心为主症，察其舌苔黄腻，为关格期湿热内蕴证。鉴于其面色萎黄、乏力，是气血两虚的表现，故在黄连温胆汤清化湿热的基础上，加太子参、生黄芪、当归益气养血。该患者因经济条件有限，来京复诊次数不多，在当地长期守方治疗，取得了摆脱透析的显著效果。

验案3 慢性肾衰竭关格期

北京某男，24岁。

1995年1月底患者发现面色萎黄，神疲乏力，恶心呕吐，尿量多，每日4000ml左右。查血肌酐700μmol/L，血红蛋白62g/L。

1995年春节邀余会诊，诊为"尿毒症"，建议到外院行肾穿刺，并据患者呕恶、大便干、苔黑燥、脉细数，拟7剂黄连温胆汤加大黄以通腑降浊，药后黑苔退，大便通，诸症略减轻。经某大西医院肾穿刺示："慢性间质性肾炎"，建议血液透析，但患者拒绝，遂出院继续服用中药，每2周诊治1次。主要依据辨证结果，以黄连温胆汤合生脉饮，或以参芪地黄汤加黄连、竹茹、制大黄调治半年，查血肌酐降至正常范围内，血红蛋白升至120g/L。之后坚持服药1年，随访至今一直肾功能正常，结婚后育有1子，并一直在单位坚持正常工作。

点评：本例患者初诊时，以呕吐频频、大便干、苔黑燥为主症，故用清化湿热通腑法急调脾胃，继以益气养阴、扶正固本法以善后，取得了显著效果。患者从未用过促红细胞生成素，也未透析。长期随访指标正常，实属不易。事实说明中医药治疗慢性肾衰竭有一定的疗效，这也要感谢患者对中医药治疗的信心和长期坚持中医药治疗的毅力。

验案4 慢性肾衰竭关格期

山东某男，31岁。

2008年初患者在当地行主动脉夹层动脉瘤手术后发现血肌酐升高及血压高。

患者为求中医药治疗于2011年3月15日来我处初诊，当时血肌酐600μmol/L，血压170/100mmHg，血红蛋白109g/L。症见：乏力，咽痛易感冒，恶心，纳差，口苦，舌淡，苔黄腻，脉沉滑。

中医辨证：湿热中阻，脾胃不和。

治法：清热化湿。

处方：黄连温胆汤加减。

黄连10g	陈皮10g	姜半夏6g	茯苓20g
冬葵子20g	续断20g	金银花20g	板蓝根20g

生石膏20g	天麻20g	太子参15g	佩兰15g
当归15g	麻子仁15g	生黄芪15g	竹茹12g
枳壳12g	牛蒡子12g	黄芩12g	丹参30g
生甘草6g			

水煎服，日1剂。

治疗期间一直以上方调整化裁。2011年11月血肌酐降为445.6μmol/L，血红蛋白117g/L，诸症明显减轻，每日仍坚持工作。

患者一直坚持中医药治疗，2015年6月复查血肌酐320μmol/L，血红蛋白115g/L。

点评：本例为慢性肾衰竭关格期湿热中阻证患者，选用黄连温胆汤合生脉饮加通腑药物，取得了较好的疗效。

橘皮竹茹汤

《金匮要略》

【药物组成】橘皮、竹茹、生姜、人参、大枣、甘草。

【功效】益气清热，和胃降逆。

【方解】橘皮、生姜理气和胃降逆，竹茹清胃止呕，人参、大枣、甘草益气补虚。全方共奏益气清热、和胃降逆之功。

【主治】胃虚有热之呃逆。呃逆，纳呆，虚烦不安，少气，口干渴，少苔，脉虚数。

【辨证要点】呃逆，少气，脉虚数为辨证要点。

【运用经验】本方适宜于慢性肾脏病患者有轻度呃逆之症，辨证属胃虚夹热、和降失司者。本方药力较平和，补中益气与清胃理气降逆并进，疗效可靠。

旋覆代赭汤

《伤寒论》

【药物组成】旋覆花、代赭石、法半夏（或姜半夏）、人参、生姜、大枣、甘草。

【功效】降逆化痰，益气和胃。

【方解】旋覆花消痰下气散结，代赭石重镇降逆，半夏、生姜辛温而散，涤痰散饮，开心下之痞结。人参、大枣、甘草补脾胃之虚。诸药配合，共奏降逆化痰、益气和胃之功。

【主治】胃虚痰阻气逆证。呃逆或呕恶，胃脘痞闷，频频嗳气，痰多，苔白滑，脉濡。

【辨证要点】呃逆或呕恶，痰多，苔白滑为辨证要点。

【运用经验】本方适宜于慢性肾衰竭患者之呕恶或呃逆，证属脾胃气虚，兼夹痰湿者。

半夏泻心汤

《伤寒论》

【药物组成】半夏、黄连、黄芩、甘草、干姜、人参、大枣。

【功效】辛开苦降，寒热同调，降逆消痞。

【方解】半夏辛开消痞，苦降止呕；干姜温中散寒；黄芩、黄连苦寒泄热；人参、大枣、甘草补益中气。全方共奏辛开苦降、寒热同调、补益中气、降逆消痞之功。

【主治】寒热错杂之痞证。心下痞满，恶心呕吐，乏力，大便秘结或肠鸣下利，舌淡，苔腻，脉濡。

【辨证要点】心下痞满，恶心呕吐，苔腻。

【运用经验】半夏泻心汤主要适宜于慢性肾衰竭关格期患者，临床表现主要为呕恶、心下痞，其病机为中气虚弱、寒热互结、升降失常。方中痰多者选法半夏，呕恶甚者选用姜半夏，剂量为5~9g。黄连用量为3~6g。人参易为太子参12~15g。

小半夏汤

《金匮要略》

【药物组成】半夏、生姜。

【功效】温胃降逆止呕。

【方解】半夏味苦，降逆止呕；生姜温中散寒止呕。二药共奏温中散寒、降逆止呕之功。

【主治】痰饮呕吐。呕吐清水涎沫，舌质淡，苔白滑，脉弦滑。

【辨证要点】呕吐清水涎沫，口不渴。

【运用经验】本方适宜于慢性肾脏病患者见胃寒呕吐之症，常作为配伍运用。半夏应用姜半夏3~9g，鲜生姜10~15g。

四、利水渗湿剂

导水茯苓汤

《奇效良方》

【药物组成】赤茯苓、麦冬、泽泻、白术、桑白皮、紫苏、槟榔、木瓜、大腹皮、陈皮、砂仁、木香、灯心草。

【功效】行气利水。

【方解】方中重用赤茯苓利水消肿，泽泻、木瓜渗湿祛风，桑白皮、大腹皮、槟榔行气利水，白术健脾运湿，砂仁、木香、陈皮温中行气，麦冬益阴，灯心草利湿。本方行气与利水并进，行气之中又重在宣降肺气及疏理脾气，俾肺得清肃，脾能健运，则水湿自去。诸药共奏行气利水之功。

【主治】脘腹胀满，尿少水肿，甚或喘满不能平卧，饮食不下，舌淡红，苔薄白而水滑，脉濡或沉涩。

【辨证要点】除水肿尿少之外，伴见胸闷或脘腹胀满。

【运用经验】本方适宜于肾性水肿属气滞水停证者，加冬瓜皮、车前子（包煎）各30g以增强利水消肿之功。若喘满者再加葶苈子10g以泻肺利水。

五皮饮

《华氏中藏经》

【药物组成】茯苓皮、桑白皮、生姜皮、陈皮、大腹皮。

【功效】行气利水。

【方解】茯苓皮利水渗湿，兼以健脾助运化；生姜皮散水饮；桑白皮肃降肺气以通调水道；大腹皮行气利水消肿；陈皮理气调中。五皮共用，共奏行气健脾、利水消肿之功，为治疗皮水的代表方剂。

【主治】脾虚湿盛，气滞水泛之皮水证。眼睑及颜面水肿，脘腹胀满，尿少，舌苔白，脉浮或沉濡。

【辨证要点】在水肿、尿少的同时，见眼睑或颜面水肿，或脘腹胀满之症。

【运用经验】

1.临床应用时，常以冬瓜皮易生姜皮，用量为30g。如无茯苓皮，则用茯苓30g。

2.本方单用较少，一般根据临床证候灵活化裁。若水肿以面部为甚，或伴风邪者可与越婢汤合用；脾虚者加白术、生黄芪；若腰以下肿甚加车前子、川牛膝、怀牛膝。

3.证属脾胃不和水停者，可与香砂六君子汤合用。若血瘀水停者，可与当归芍药散合用；若气阴两虚水停者，可与参芪地黄汤合用。

五皮饮看似平淡无奇，但临床利水消肿效如桴鼓。

猪苓汤
《伤寒论》

【药物组成】阿胶、猪苓、茯苓、泽泻、滑石。

【功效】育阴利水。

【方解】猪苓、泽泻甘淡利水，滑石清热利湿，阿胶滋阴清热，全方共奏滋阴利水之功。服药后能使水去热消，阴复而烦渴除。

【主治】水热互结证。尿少水肿，五心烦热，心烦不寐，口干舌燥，腰酸耳鸣，舌红苔少而干，脉细滑数。

【辨证要点】尿少水肿，心烦不寐，舌红苔少而干。

【运用经验】猪苓汤为育阴利水的代表方剂。肾性水肿证属湿热蕴结而兼阴伤的患者，可选用本方。方中猪苓用量一般为15g，过用则有伤阴之弊。为增强利水之力，常加车前子（包煎）、冬瓜皮各30g。

五苓散
《伤寒论》

【药物组成】茯苓、猪苓、泽泻、桂枝、白术。

【功效】通阳化气，利水消肿。

【方解】桂枝通阳化气，白术健脾运湿，泽泻、茯苓、猪苓利水渗湿。五药合用，共奏通阳化气、利水消肿之功。

【主治】膀胱气化不利之蓄水证。尿少、水肿，可伴见轻度风寒表证，舌淡苔薄白水滑，脉濡或滑。

【辨证要点】尿少、水肿。

【运用经验】

1.本方具有通阳利水的作用，所以肾性水肿由膀胱气化不利引起者，可选用本方。临床上常与五皮饮合方。

2.本方适用于风寒表证所致水肿者。其病机为太阳经气不利，循经内传入腑，致使膀胱气化失职，从而形成太阳经腑同病。方中桂枝既可表散风寒，又可通阳利水，表里同治。茯苓、猪苓、泽泻、白术又能健脾利湿消肿。

春泽汤
《医方集解》

【药物组成】人参、猪苓、茯苓、泽泻、白术、桂枝。

【功效】益气通阳，利水渗湿。

【方解】本方在五苓散通阳化气利水的基础上，又配伍人参以益气。本方益气与化气利水并进，气味平和，无壅中之弊，药后常使尿量增加，水肿消退。本方名为"春泽"，盖取古诗"春水满四泽"之义。由于本方益气与化气利水并进，方能恢复正常的水液代谢，正如《素问·经脉别论》所云："饮食入胃，游溢精气，上输于脾，脾气散经，上归于肺，通调水道，下输膀胱，水精四布，五经并行。"对于水肿兼有口渴的患者，其病机是"有所停，必有所缺"，通过本方利小便使水邪排出，继之正常的津液得以敷布，故渴必自止。

【主治】尿少水肿，乏力口渴，舌淡边有齿痕，苔薄白而水滑，脉沉濡。

【辨证要点】尿少水肿。

【运用经验】肾性水肿兼有气虚证者可选用本方。方中人参一般选用太子参或党参。

苓桂术甘汤
《伤寒论》

【药物组成】茯苓、桂枝、白术、甘草。

【功效】温阳，蠲饮，利水。

【方解】方中以桂枝温振心阳且降逆平冲，茯苓健脾利水，白术健脾运湿，甘草益气温中，共奏温阳、蠲饮、利水之功。

【主治】中阳不足之痰饮。胸闷气短、心悸目眩，舌苔白滑，脉弦滑。

【辨证要点】胸闷气短，心悸目眩。

【运用经验】尿毒症患者见心包炎或心力衰竭证属水气凌心者，临床表现常见头晕目眩，心悸，胸闷气短，或有咳喘，或自觉有气上冲于胸。其中医病机为心阳衰微，寒饮水气乘虚上凌于心。本方常与生脉散合用，因气虚较重，故选用西洋参或东北人参。若水肿尿少，常与五皮饮合用。

实脾饮
《济生方》

【药物组成】干姜、制附片、茯苓、白术、大腹皮、草果仁、厚朴、木香、木瓜、甘草、生姜、大枣。

【功效】温阳健脾，行气利水。

【方解】方中以干姜、制附片、草果扶阳抑阴，以白术、甘草、生姜、大枣健脾补虚，以茯苓、厚朴、木香、木瓜、大腹皮行气利水。因土实则水治，故方取名为实脾饮。

【主治】脾肾阳虚水停证。尿少水肿，以下半身水肿明显，面色㿠白，手足不温，胸腹胀满，口不渴，大便溏薄，舌苔白而厚腻，脉沉迟。

【辨证要点】面色㿠白，手足不温，便溏食少，口不渴，舌淡胖苔水滑，脉沉迟。

【运用经验】本方为温阳实脾利水的代表方剂，肾性水肿属脾阳虚水停者可选用本方。

五、解表剂

银翘散
《温病条辨》

【药物组成】金银花、连翘、薄荷、竹叶、生甘草、荆芥穗、淡豆豉、牛蒡子、桔梗、芦根。

【功效】辛凉透表，清热解毒。

【方解】金银花、连翘疏散风热，兼清热解毒；桔梗宣肺利咽，薄荷助金银花、连翘辛凉解表，兼清利头目；荆芥穗辛温，淡豆豉辛微温，两药助金银花、连翘疏表发汗；竹叶清上焦之热，牛蒡子利咽喉，芦根清热生津，生甘草调和诸药。诸药相伍，共奏辛凉解表、清热解毒之功。

【主治】风热表证。发热，微恶风寒，无汗或汗出不畅，头痛口渴，咳嗽咽痛，舌边尖红，苔薄白，脉浮数。

【辨证要点】发热，微恶风寒，咳嗽咽痛，舌边尖红，苔薄白，脉浮数。

【运用经验】

1.慢性肾脏病见风热表证者，急则治其标，用本方疏散。如有汗、咽痛者，宜去淡豆豉、荆芥穗，以防助热。

2.咽喉肿痛甚者，可加野菊花、玄参、牛蒡子；热甚者加黄芩、生石膏。

本方宜轻煎，一般沸后15分钟即可，取其轻清疏表之意。风热重症可日服2剂。

桑菊饮

《温病条辨》

【药物组成】桑叶、黄菊花、杏仁、连翘、薄荷、桔梗、甘草、芦根。

【功效】疏风散热，宣肺止咳。

【方解】桑叶清透肺络之热；黄菊花清散上焦风热；薄荷助桑叶、菊花疏散上焦风热；桔梗、杏仁一升一降，宣降肺气以止咳；连翘清透膈上之热；芦根清热生津止渴；甘草调和诸药。诸药配伍，共奏疏风散热、宣肺止咳之功。

【主治】风热表证之轻症。咳嗽，发热不甚，脉浮数。

【辨证要点】咳嗽微热。

【运用经验】慢性肾脏病见风热表证较轻者，则选用本方。若痰多，可加栝楼皮、浙贝母；若热甚，可加知母、生石膏；若大便干结者，加制大黄5~20g。

桂枝汤

《伤寒论》

【药物组成】桂枝、白芍、甘草、生姜、大枣。

【功效】解肌发表，调和营卫。

【方解】桂枝解肌发表，表散风寒；白芍益阴敛阳，二药调和营卫相须为用。生姜助桂枝发表，且温胃止呕；大枣益气健脾；生姜、大枣还能升腾脾胃生发之气以助解表。甘草益气和中，且调和诸药。

【主治】风寒表虚证。恶风汗出，头痛发热，鼻鸣干呕不渴，舌淡红，苔薄白，脉浮缓或浮弱。

【辨证要点】恶风汗出。

【运用经验】桂枝汤原为太阳中风表虚证而设，笔者在临床上广泛运用于慢性肾脏病患者气虚而又有外感风寒表证，常在桂枝汤中加入党参。若伴有心悸气短者，常与生脉饮合方应用。桂枝汤解肌发汗、表散风寒，较为平和。

人参败毒散

《小儿药证直诀》

【药物组成】人参、羌活、独活、柴胡、川芎、前胡、茯苓、桔梗、薄荷、枳壳、生姜、甘草。

【功效】益气扶正解表。

【方解】羌活、独活辛温发散，通治一身上下之风寒湿邪。川芎祛风行血，柴胡苦平，助羌活、独活透邪外出。枳壳宽胸，桔梗开肺，前胡祛痰，茯苓渗湿，甘草调和诸药，兼以益气和中。薄荷、生姜发散风寒，配以小剂量人参补气以鼓邪外出，而使一身风寒湿皆去。本方原为小儿而设，后推广应用于年老、产后、大病后尚未复原，以及素体虚弱而感风寒湿邪见表寒证者，往往多效。正如喻嘉言所说："盖人受外感之邪，必先发汗以驱之。其发汗时，惟元气大旺者，外邪始乘药势而出。若元气素弱之人，药虽外行，气从中馁，轻者半出不出，留连为困。重者随元气缩入，发热无休，去生远矣。所以虚弱之体必用人参三五七分入表药中，少助元气以为驱邪之主，使邪气得药一涌而去，全非补养虚弱之意也。"本方为益气解表的代表方剂，何以"败毒"为名？《医方考》云："培其正气，败其邪毒。"即扶正祛邪之意。

【主治】气虚之人外感风寒湿邪。恶寒发热，肢体酸楚疼痛，无汗，舌胖大，边有齿痕，脉浮虚。

【辨证要点】恶寒发热，肢体酸楚疼痛，无汗，脉浮虚。

【运用经验】本方适宜于慢性肾脏病患者平素正气虚弱而新感风寒湿邪者。气虚甚者，方中的人参用量为5~10g。一般党参用量为10~20g。

玉屏风散

《世医得效方》

【药物组成】黄芪、白术、防风。

【功效】益气固表祛邪。

【方解】方中黄芪、白术、防风用量之比为3∶1∶1，重用黄芪益气固表止汗为君，配以白术补气健脾为臣，佐以防风走表而散风邪，全方共奏益气固表祛邪之功。黄芪得防风，固表而不致留邪；防风得黄芪，祛邪而不伤正，有补中寓疏、散中寓补之义。本方亦体现了中医学"治未病"的思想。

【主治】表虚自汗。乏力易感冒，自汗，舌淡边有齿痕，苔薄白而润，脉虚弱或脉浮虚。

【辨证要点】乏力易感冒，自汗。

【运用经验】玉屏风散为补中兼疏之剂，笔者主要用于慢性肾脏病患者肺脾气虚，表虚自汗，易感风寒者，常常收效满意。

四妙勇安汤

《验方新编》

【药物组成】金银花、玄参、当归、甘草。

【功效】清热解毒，活血止痛。

【方解】在《验方新编》中金银花、玄参各90g，当归60g，甘草30g，其药量的比例为3∶3∶2∶1。金银花性味甘寒，最善清热解毒疗疮，前人称之为"疮疡圣药"。玄参味苦咸寒，泻火解毒，清热滋阴。金银花、玄参在方中剂量最大，说明其清热解毒之力较大。当归养血活血，化瘀止痛。生甘草清热解毒，并调和诸药。

【主治】热毒炽盛之脱疽。膝关节及下肢红肿热痛，苔黄，脉数。

【辨证要点】膝关节及下肢红肿热痛。

【运用经验】

1.因湿热瘀阻所致膝关节以下疼痛者用本方有较好效果，可在上方基础上加白芍30~60g，以增强缓急止痛的作用。

2.对于高尿酸血症引起的痛风性关节炎，可用四妙勇安汤加威灵仙20g，秦艽15g，川牛膝、怀牛膝各15g。

六、其他方剂

五味消毒饮

《医宗金鉴》

【药物组成】金银花、野菊花、蒲公英、紫背天葵、紫花地丁。

【功效】清热解毒。

【方解】以上五味药均有清热解毒的功效，集于一方则清热解毒之力较甚。

【主治】面部红肿，胸背痤疮，咽喉肿痛，常发疮疖，大便干燥，舌红苔黄，脉滑数。

【辨证要点】胸背痤疮，咽喉肿痛，常发疮疖。

【运用经验】

1.慢性肾脏病患者服用激素一段时间后，常有面部红肿、胸背痤疮等库欣综合征，笔者常在辨证论治的基础上，加用本方以清热解毒。

2.对于慢性肾脏病患者平素易发咽喉肿痛及疮疖者，也常运用本方清热解毒。

验案　不典型膜性肾病，撤减激素

北京某男，29岁。

2013年11月患者无明显诱因出现双下肢水肿，检查发现24小时尿蛋白最多6g，血浆白蛋白18g/L，至北京某西医院行肾穿刺，结果示：不典型膜性肾病。西医予以激素及环孢素A治疗，尿蛋白可转阴，水肿消退。

患者因害怕激素等西药的副作用而转求中医药治疗，要求撤停激素，遂于2014年9月初至我处首诊。当时口服泼尼松20mg/d、环孢素A 150mg/d，查尿蛋白阴性，血浆白蛋白、血肌酐及血压正常。症见：乏力头晕，手足心热，心悸自汗，口干，皮肤痤疮，纳、眠可，二便调，舌淡苔薄黄，脉细数而弱。

中医辨证：心肾气阴两虚，偏于阴虚，兼夹热毒。

治法：益气养阴，清热解毒。

处方：生脉饮合经验方参芪知芩地黄汤合五味消毒饮化裁。

太子参12g	麦冬12g	半边莲12g	牛膝12g
淡竹叶12g	生黄芪20g	金银花20g	茯苓20g
丹参20g	知母15g	黄芩15g	生地黄15g
山药15g	泽泻15g	浮小麦15g	紫花地丁15g
板蓝根15g	怀牛膝15g	天麻15g	白芍15g
五味子10g	山茱萸10g	牡丹皮10g	连翘10g
生石膏30g			

水煎服，日1剂。并嘱患者逐渐撤减激素，停用环孢素A。

患者坚持复诊，并按要求撤减激素，笔者一直给予上方加减化裁治疗。至2015年8月激素完全撤停，患者已无不适，随访至今，病情一直未反复。

点评：本例为不典型膜性肾病患者，使用激素加免疫抑制剂后有效，但患者因不愿长期使用激素，而求治我处要求撤停激素，使用中医药治疗。根据患者临床表现，辨证为心肾气阴两虚，偏于阴虚，兼夹热毒，选用参芪知芩地黄汤合五味消毒饮化裁。坚持治疗近一年，患者顺利地撤完激素，尿蛋白一直阴性，病情未反复。

血府逐瘀汤

《医林改错》

【药物组成】当归、桃仁、红花、枳壳、赤芍、柴胡、川芎、桔梗、怀牛膝、甘草。

【功效】养血活血。

【方解】方中选用当归，意在养血补血。赤芍、川芎、桃仁、红花活血化瘀，柴胡、桔梗、枳壳疏肝理气宽胸，怀牛膝补肾强壮腰膝，且能引血下行。全方共奏养血活血之功。

【主治】胸中血瘀证。胸闷胸痛、痛如针刺而有定处，唇暗或两目黯黑，妇女月经后期，或量少色黑有块，或痛经，舌质暗，或舌有瘀斑、瘀点，脉涩。

【辨证要点】胸闷胸痛、唇暗或两目黯黑，舌质暗，或舌有瘀斑。

【运用经验】慢性肾脏病患者见有瘀血内阻者，均可选用本方。笔者在临床运用中，常用当归尾12~15g，补血活血；川牛膝、怀牛膝各12~20g，以增强活血之力。如有神疲乏力者，加太子参、生黄芪各15g。

验案　过敏性紫癜性肾炎伴痛经

内蒙古某女，28岁。

患者2004年初发现皮肤紫癜和尿检异常，当地用激素治疗有效而自行停用激素。2009年因劳累后病情反复，出现蛋白尿。

2009年3月1日患者为求中医药治疗至我处初诊。当时24小时尿蛋白定量0.58g，尿红细胞25个/HPF。血压及肾功能正常。症见：皮肤无紫癜，纳差恶心，乏力痰多，有痛经史，舌质淡，苔薄黄腻，脉细数无力。

中医辨证：湿热中阻。

治法：清化湿热。

处方：黄连温胆汤化裁。

黄连6g	竹茹12g	枳壳12g	鸡内金12g
佩兰12g	陈皮10g	法半夏10g	紫苏梗10g
茯苓15g	生黄芪15g	栝楼皮15g	小蓟30g
芡实20g			

水煎服，日1剂。

二诊：2009年4月1日，患者诉药后恶心纳差症状已消失，适值经期，痛经较重，同时伴有乏力头晕，大便干、数日一行，并稍有尿频。

中医辨证：气阴两虚，兼有瘀热。

治法：益气养阴，清热化瘀。

处方：血府逐瘀汤加减。

桃仁12g	竹叶12g	生地黄15g	当归尾15g
路路通15g	黄芩15g	草决明15g	天麻20g
制大黄20g	银柴胡20g	芡实20g	生黄芪20g
赤芍20g	白芍20g	川牛膝20g	怀牛膝20g
益母草30g	麻子仁30g	小蓟30g	红花10g

水煎服，日1剂。

三诊：2009年9月23日，患者自觉手麻，便秘，仍大便数日一行，舌质偏红，苔薄黄，尿蛋白转阴，尿红细胞3~5个/HPF。仍守方加减化裁。

桃仁12g	竹叶12g	生地黄15g	当归尾15g

草决明15g	黄芩15g	益母草30g	麻子仁30g
小蓟30g	生黄芪20g	赤芍20g	白芍20g
天麻20g	制大黄20g	银柴胡20g	芡实20g
川牛膝20g	怀牛膝20g	红花10g	

水煎服，日1剂。

服药1个月后，患者复查尿蛋白及尿红细胞均转阴。随访至今病情稳定。

点评：本例紫癜性肾炎表现为少量蛋白尿伴镜下血尿，初诊时中医辨证为气虚兼湿热内蕴，予以黄连温胆汤加减清化湿热，湿热之症消失。鉴于患者有痛经史，且复诊时出现了明显的痛经，故改拟血府逐瘀汤加益气之品益气活血，坚持中医药治疗半年，获得了尿检转阴、诸症缓解的良好效果。本例患者虽然尿检轻度异常，但临床症状复杂而多变，"法随证立"，在治疗的过程中，运用了清化湿热及活血化瘀法而取效，也说明了中医治疗的动态性，这也是中医的优势之一。

小蓟饮子

《丹溪心法》

【药物组成】小蓟、藕节、蒲黄、生地黄、当归、栀子、滑石、淡竹叶、通草、甘草。

【功效】清热通淋，凉血止血。

【方解】方中以小蓟、生地黄、蒲黄、藕节凉血止血；通草、淡竹叶导热从小便而出；栀子清利三焦；滑石清利湿热；当归引血归经；甘草调和诸药。

【主治】热结下焦之血淋、尿血。尿中带血，血色鲜红，尿频、急、涩、热、痛，身热烦渴，舌红，脉数。

【辨证要点】尿中带血（肉眼血尿或镜下血尿），或伴尿急、尿热、尿痛，舌红，脉数。

【运用经验】

1.肾炎血尿证属热迫血下行者，可选用本方。

2.慢性尿路感染有血尿者，属中医"热淋""血淋"的范畴，可选用本方。

3.伴大便干结者，加制大黄、麻子仁；血尿甚者，加仙鹤草、三七粉；伴蛋白尿者，加芡实、金樱子、桑螵蛸。

逍遥散

《太平惠民和剂局方》

【药物组成】当归、白芍、柴胡、茯苓、白术、甘草、生姜、薄荷。

【功效】养血柔肝，疏肝健脾。

【方解】当归、白芍养血柔肝，是血虚肝郁之要药；白术、茯苓健脾运湿；柴胡疏肝解郁；炙甘草、生姜益气温中；薄荷辛凉，可散郁火。全方共奏养血柔肝、疏肝健脾之功。

【主治】肝郁血虚脾弱证。情志抑郁，两胁疼痛，头晕目眩，口燥咽干，神疲食少，或月经不调，乳房胀痛，脉弦而虚者。

【辨证要点】情志抑郁，两胁疼痛，可伴月经不调。

【运用经验】

1.慢性肾脏病女性患者，常伴有血虚肝郁证，可选用本方，并辅以情志疏导。

2.若伴有心烦、失眠、多梦者，加炒枣仁、天麻、灵芝；若两胁胀痛明显者，加郁金、香附；若痛经明显者，加桃仁、红花、益母草、川牛膝。

3.常用于治疗更年期综合征。

独活寄生汤

《备急千金要方》

【药物组成】独活、桑寄生、秦艽、防风、细辛、川芎、当归、熟地黄、白芍、桂枝、茯苓、杜仲、牛膝、人参、炙甘草。

【功效】祛风除湿，益气养血，活血止痛。

【方解】方中独活辛苦微温，善治伏风，且性善下行，长于治疗腰部以下的风寒湿痹；秦艽为风药之润剂，可疏风通络止痛；桂枝温经散寒，通利血脉；防风祛风胜湿；桑寄生、怀牛膝、杜仲补益肝肾而强壮腰膝；当归、熟地黄、川芎、白芍为四物汤，可养血活血；人参、茯苓、甘草益气健脾；白芍与甘草相合，可缓急止痛。本方标本兼顾，并寓有"治风先治血，血行风自灭"之义。

【主治】久痹之肝肾两虚，气血不足证。腰膝酸软疼痛，可伴屈伸不利或麻木不仁，遇风寒湿邪则腰痛加重，手足不温，不渴，舌淡，苔薄白，脉细弱。

【辨证要点】腰膝酸软疼痛，遇风寒湿邪加重。

【运用经验】

1.因方中细辛属于马兜铃酸类药物，为了避免肾损害不选用细辛。方中的人参一般用太子参或党参，多以生地黄易熟地黄，为了增加补肾活血之力，常川牛膝、怀牛膝同用。临床上，笔者常在上方基础上加鹿角胶6~10g烊化入药，该药为血肉有情之品，有补肾、强壮腰膝的良好效果。

2.对于慢性腰痛可选用本方治疗。

杏仁滑石汤
《温病条辨》

【药物组成】杏仁、滑石、橘红、黄连、郁金、通草、厚朴、半夏。

【功效】理气化湿，清热利湿。

【方解】杏仁、橘红、厚朴、半夏理气化痰燥湿，滑石、通草清利湿热，黄连清热燥湿，郁金疏肝理气。全方斡旋三焦，共奏理气化湿、清热利湿之功。

【主治】湿热内蕴证。湿热弥漫三焦，胸脘痞闷，潮热呕恶，纳呆，小便不利，舌苔黄腻，脉滑数。

【辨证要点】胸脘痞闷，潮热呕恶，小便不利。

【运用经验】对于慢性肾脏病中医辨证属于湿热内蕴，且湿热并重者可选用本方。

验案　慢性肾衰竭

黑龙江某男，46岁。

患者因"慢性肾炎高血压型、慢性肾衰竭、肾性贫血"于1983年2月28日入院治疗。

入院时患者头晕头痛，精神疲惫，腰酸乏力，恶心呕吐，纳食不香，口黏发甜，口气秽臭，口干不欲饮，大便黏滞不爽，溺短灼痛，下肢微肿，口干，舌胖苔黄腻，有裂纹，脉弦滑稍数。血压200/140mmHg，血红蛋白52g/L，尿素氮47.12mmol/L，血肌酐1025μmol/L。

鉴于病情危笃，住院期间在口服中药汤剂的同时，并配合血液透析、纠正酸碱平衡及输少量新鲜血液。虽然每次血液透析后尿素氮有所下降，但上升速度很快，而且患者自觉症状亦无明显改善。

3月17日尿量减少为450ml，3月24日患者出现身热烦躁，咳吐黄痰。白细胞总数14.7×10⁹/L，中性粒细胞80%，淋巴细胞18%，嗜酸性粒细胞2%，体温37.4℃。右肺可闻及散在湿性啰音，用氨基苄青霉素静脉滴注一周，未能控制。4月1日尿量续减，患者极度烦躁，时有谵语，喉中痰鸣，甚或循衣摸床，苔仍黄腻。

中医辨证：痰浊内闭心包。

治法：清热化湿，豁痰开窍。

处方：菖蒲郁金汤加减。

石菖蒲10g	郁金10g	栀子10g	竹叶10g
牡丹皮10g	连翘10g	菊花10g	牛蒡子10g
滑石15g	生姜3g	玉枢丹2支	

服药2剂，烦躁消失，神识复常。然余症同前，咳吐黄痰，为湿热之邪阻于上焦，波及心肺之象。口黏发甜，口干不欲饮，呕恶纳呆，乃湿热中阻之证。大便黏滞，溺短灼痛，因湿热遏阻下焦，分清泌浊失职所致。苔黄腻，脉滑数亦为湿热内蕴之象。综观证候，系湿热交争，弥漫三焦。治当宣畅三焦，清利湿热。

处方：杏仁滑石汤加味。

杏仁10g	黄芩10g	法半夏10g	橘红10g
郁金10g	车前子（包煎）30g		滑石30g
茯苓30g	象贝母15g	全瓜蒌15g	黄连3g

服药4剂后，上述症状明显改善，患者纳增便调，夜能睡4~6个小时，精神转振，腻苔渐退，肺部啰音明显减少。复查：白细胞总数7.8×10⁹/L，中性粒细胞64%，淋巴细胞32%，嗜酸性粒细胞4%。后又调治3个月，于1983年8月20日好转出院。

点评：关格病因肾气衰败气化无权，必致水湿内停。湿郁日久，易于化热，而成湿热。所以湿热之邪不仅见于肾脏病的早期和中期，在肾脏病的终末阶段亦不失为主要的病邪之一。辨治湿热，首当辨湿与热孰重孰轻，并与病变的部位结合起来，治疗才能有所遵循。本案湿热交蒸，弥漫三焦，甚至蒙蔽心包，是为重症。先予以菖蒲郁金汤豁痰开窍，以安心君，继以杏仁滑石汤清利三焦，俾三焦湿热之邪得以分解，而使疾病转危为安。倘若一味扶正补虚，而置湿热之邪而不顾，势必增湿助热，以致病深不解。

葶苈大枣泻肺汤

《金匮要略》

【药物组成】葶苈子、大枣。

【功效】泻肺消水。

【方解】方中葶苈子泻肺气而消水,大枣健脾护正。

【主治】水湿上凌心肺证。咳喘,胸闷,不得平卧,周身水肿,舌淡边有齿痕,苔薄白而水滑或白腻,脉细弱或弦而无力。

【辨证要点】胸闷喘息,周身水肿。

【运用经验】对于肾性水肿证属水湿上凌心肺者常选用本方,可与生脉饮、苓桂术甘汤、五皮饮合方治疗。

验案1 慢性肾衰竭伴心包炎

北京某女,35岁。

1982年5月10日入院。该患者有慢性肾炎10年,入院前4天因外感发热而致尿量减少,每日约300ml,大便干结,3~4日一行,伴胸闷胸憋,难以平卧,心慌气短,呕吐频频,纳食不香。

入院时查:患者精神萎靡,面色萎黄,语音低微,口中溺臭,舌淡润边有齿痕,苔薄白,右脉弦细,左脉细弱。体温正常,尿素氮51.4mmol/L,血红蛋白38g/L,X线胸片示"尿毒症性心包炎",心脏各部位均可闻及广泛、明显、粗糙的心包摩擦音。

西医诊断:尿毒症,肾性贫血,尿毒症性心包炎。

中医辨证:肾气衰败,气化无权,水湿上凌心肺。

治法:温阳蠲饮行水。

处方:苓桂术甘汤合葶苈大枣泻肺汤加味。

紫苏梗10g	茯苓15g	东北人参(另煎兑入)10g	
桂枝15g	白术15g	葶苈子12g	泽泻20g
炙甘草6g	大枣5枚		

水煎服,日1剂。

服药6剂后,尿量逐渐增至每日1000ml以上,随之心悸、胸憋、呕恶诸症亦顿然减轻,患者能平卧。复查X线胸片,心影较前明显缩小,同时心包摩擦音也消失,尿素氮降至23.2mmol/L,血红蛋白升至59g/L。继之以生脉饮合苓桂术甘汤,以益气养阴与化饮兼顾,诸症续有好转,患者神振纳佳,眠安便调，尿量每日1500ml左右，调治3个多月，病情明显好转，于1982年8月20日出院。

点评： 本病例属关格期水凌心肺证，患者有尿毒症性心包炎。水凌心肺是关格病晚期的一个突出的临床表现。本案经过温阳化饮、降浊之剂，饮邪得蠲，心阳重振，患者得以转危为安。

葶苈大枣泻肺汤具有开泄肺气之功，一般认为葶苈子力猛伤正，主张用于肺气壅盛之实证。笔者曾多次投用本品，收效颇佳，并未发现不良反应。本案将葶苈大枣泻肺汤合于苓桂术甘汤中运用，不仅泻肺以除满，而且通过泻肺亦可通调水道以利蠲饮。苓桂术甘汤出自《金匮要略》，为温阳蠲饮之剂，西医学认为本方有强心利尿的作用。

验案2 膜性肾病

山东某男，80岁。

2008年7月患者带状疱疹未予治疗后出现阴囊水肿。同年10月出现四肢及腹部水肿，肾穿刺结果为Ⅱ期膜性肾病，予以利尿西药治疗无效，未用激素及免疫抑制剂。既往慢性支气管炎50余年。2010年2月出现阵发呼吸喘促加重，喉间痰鸣。

患者为求中医药治疗于2010年2月下旬来我科就诊。查体：精神不佳，营养较差，扶入病房。血压145/85mmHg，心率98次/分，双肺干湿啰音，腹部膨隆脐突出，移动性浊音阳性，四肢重度可凹性水肿。查：血浆白蛋白21.4g/L，24小时尿蛋白定量4.55g，肾功能正常。症见：胸闷气短，呼吸急促，活动后加重，夜间不能平卧，咳嗽痰多，四肢及腹部水肿，小便量少，24小时尿量约600ml，手足凉，纳眠差，舌质淡，苔白，脉沉细。

中医辨证：水湿上凌心肺。

治法：泻肺通阳利水。

处方：葶苈大枣泻肺汤、生脉饮、五苓散、五皮饮合方化裁。

葶苈子30g	冬瓜皮30g	桑白皮30g	茯苓30g
生黄芪30g	丹参30g	车前子（包煎）30g	
大腹皮15g	黄芩15g	太子参15g	川牛膝15g
怀牛膝15g	陈皮10g	杏仁10g	白术10g
麦冬10g	五味子10g	大枣10g	泽泻20g
芡实20g	金樱子20g	桂枝6g	

水煎服，日1剂。并配合经验食疗方黄芪鲤鱼汤。

赤小豆30g	薏苡仁30g	冬瓜皮30g	生黄芪30g
芡实20g	白术12g	车前子（包煎）30g	
砂仁10g			

上药用纱布包，加葱、姜，不入盐，与鲤鱼或鲫鱼250g一尾同煎半小时，弃去药包，吃鱼喝汤，每周2~3次。

二诊：2010年3月17日，该患者未用利尿西药，中医药治疗后尿量逐渐增加，每日1500ml以上，水肿减退，仍有轻中度水肿，咳嗽少痰，能平卧，胸闷缓解，纳食欠佳，脘腹胀满，大便溏，舌淡红，苔薄白，脉沉细数。

治法：健脾行气利水。

处方：香砂六君子汤加减。

砂仁6g	川贝母6g	广木香10g	陈皮10g
法半夏10g	白术12g	黄芩12g	党参15g
栝楼皮15g	川牛膝15g	怀牛膝15g	茯苓30g
冬瓜皮30g	丹参30g	车前子（包煎）30g	
芡实20g			

水煎服，日1剂。

三诊：2010年3月29日，患者病情明显好转，每日尿量1500ml以上，水肿基本消退，乏力，偶咳，纳食可，舌淡红，苔薄白，脉沉细数。查血浆白蛋白29.8g/L，24小时尿蛋白定量3.12g。在上方基础上去车前子、冬瓜皮、栝楼皮，加生黄芪30g、当归15g以善后调理。患者于4月5日好转出院。

点评：该患者膜性肾病伴有心衰、胸腹水及肺部感染。急则治标，先以泻肺补心、通阳利水为法，予以葶苈大枣泻肺汤泻肺消水，生脉饮补心之气阴，五苓散、五皮饮通阳行气利水。药后症状明显减轻，尿量明显增加，之后以香砂六君子汤加减善后调理。

第十二讲
常用中药的临床经验

一、补益药

人参

【药性】甘、微苦，微温。入脾、肺、心经。

【功效】大补元气，益气生血。

【临床应用】

1.益气补虚　慢性肾衰竭病程缠绵，久病必虚。临床表现为神疲嗜睡，乏力身倦，少气懒言，舌淡胖、边有齿痕，脉虚弱等气虚症状者，笔者首选人参作为益气补虚之用。若属气阴两虚，多用参芪地黄汤，以图缓功，每收良效。如伴有心悸、怔忡、气短、脉虚数或结代诸心气虚之象，可用人参配伍麦冬、五味子，即生脉散。人参微温，兼有生津之功，为温润之品，对气阴两虚者尤宜。

2.益气生血　肾衰竭患者常出现血虚征象，如面色萎黄无华、唇甲苍白，心悸气短，头晕目眩，舌淡，脉细等，当以补血为治。李东垣谓："血不自生，须得生阳气之药，血自旺矣，是阳主生也。若阴虚单补血，血无由而生，无阳故也。仲景以人参为补血药，其以此欤。"因而笔者常伍人参益气生血，且宜常服，以图缓效。笔者20世纪80年代曾治一慢性肾衰竭女性患者，入院时血红蛋白4.9g，属重度贫血，给予红参每日10g水煎服，并配用麦味地黄汤，日1剂，治疗41天后复查血红蛋白升至8.7g。出院时嘱其续服红参，之后病情尚属稳定。

3.固脱救急　大补元气，可挽救气脱危症。当尿毒症终末期患者猝然出现虚脱、汗出、脉微欲绝之症时，可给予独参汤，用人参15~30g煎汤顿服以固脱救急。

4. 益气解表 "卫气出于下焦"，肾气衰惫必致卫虚不固，极易罹患外感表证。而表证又可使肾炎血尿加重。此时一味发汗治疗表证，不但气虚鼓动无力，不能作汗达邪，而且强发其汗，必更伤阳气。所以凡遇气虚感受风寒之证，当益气以滋汗源，以利鼓邪外出而邪去正安。益气为补虚，实为祛邪之用。常用方如人参败毒散、荆防败毒散、参苏饮等，皆以人参配入疏散风寒之剂中运用，以冀益气达邪。正如《本草经疏》所云："邪气之所以久留而不去者，无他，真气虚则不能敌，故留连而不解也。兹得补而真元充实，则邪自不能容。"

5. 益气摄精 "气虚固摄"，蛋白尿患者伴有气虚证时，不可一味固涩治标，应益气补虚治本以摄精。

6. 益气止血 "气能摄血"，血尿患者伴见气虚证时，不可一味止血，即"见血休止血"之义，应益气补虚以固本止血。

【用法用量】人参为名贵药材，为免于浪费起见，一般另煎兑入汤药中服用，用量6~12g；救脱时可用至15~30g。

太子参

【药性】甘，平。入心、脾、肺经。

【功效】补气生津。

【临床应用】据《本草从新》《本草纲目拾遗》等书记载，其原指五加科植物人参之小者。但现在商品则普遍用石竹科植物异叶假繁缕的块根，其补气之力虽较平和，然兼有生津之功。对慢性肾衰竭患者中医辨证属气阴两虚，而以阴虚为主者，可选太子参益气与养阴兼顾，则无刚燥伤阴之弊，确是一味好用的益气药。

【用法用量】入煎剂，用量一般为10~30g。

党参

【药性】甘，平。入脾、肺经。

【功效】益气健脾。

【临床应用】党参是较常用的益气健脾之品，其益气之力虽不如人参之峻，但因其价格便宜，故常为人参的代用品。

1. 益气补虚 脾气虚系慢性肾脏病患者的主要病机之一，其临床表现为神疲乏力、纳差、便溏等症，可配伍白术、茯苓、炙甘草、山药、陈皮、砂仁等健脾理气之品，如四君子汤、参苓白术散等；也可与养阴药同用，组成益气养阴方剂，方如大补元煎、参芪地黄汤等。

2.益气补血 "脾为气血生化之源""气旺血生"。因此，在治疗血虚或气血两虚证时，常以党参等益气健脾药与补血药同用，方如归脾汤、八珍汤。

3.益气摄精 "脾主升清"是指水谷精微等营养物质吸收并上输于心、肺、头目，通过心肺的作用化生气血，以营养全身。《素问·经脉别论》："饮入于胃，游溢精气，上输于脾，脾气散精，上归于肺。"若脾不升清，精气下泄，则可见蛋白尿等症。因此，在治疗蛋白尿患者伴见一派脾虚之象时，应益气健脾以摄精。党参为首选之药，方如参苓白术散、补中益气汤、归脾汤、参芪地黄汤等。

4.益气摄血 脾统血是指脾气健旺，能统摄血液循脉道运行。倘若脾气虚弱，脾不统血，可致血尿等诸出血证。辨证要点为血尿的同时伴见一派脾虚之象。此时应益气健脾以摄血。党参为首选之药，方如参苓白术散、补中益气汤、归脾汤、参芪地黄汤等。

《本草正义》誉党参为"健脾运而不燥，滋胃阴而不湿，润肺而不犯寒凉，养血而不偏滋腻，鼓舞清阳，振动中气，而无刚燥之弊"。笔者在临床上观察到部分患者重用久用党参，常出现咽干、口燥、喉痛诸症，说明党参仍有刚燥的一面。因而对兼有阴虚证者，在党参的剂量与配伍上尤当斟酌。

【用法用量】入煎剂，用量为10~30g。

【鉴别用药】党参与人参同为益气之品。党参较人参力弱；人参大补元气，治气虚重症。但一般气虚证用党参则较为经济。

西洋参

【药性】苦、甘，凉。入肺、胃经。

【功效】益气养阴，生津。

【临床应用】本品性凉，长于益气养阴，而无助火之弊。故慢性肾脏病患者见气阴两虚，偏于阴虚者，宜用本品。临床有3种情况：①气虚、阴虚并重；②气阴两虚，偏于气虚；③气阴两虚，偏于阴虚。在选择益气养阴药物及用量方面均应恰如其分才能取得良效。笔者对气阴两虚，偏于阴虚及气虚、阴虚并重者，常选用西洋参，因其性凉，益气养阴二者兼顾，且力量亦不逊，用后绝无伤阴、助火之虞。

【用法用量】3~10g，另煎兑服。

【现代研究】西洋参对大脑有镇静作用。由于其所含皂苷主要是人参二醇，而人参三醇含量很少，故其作用与人参相似而有些不同。如人参三醇主要兴奋中枢神经系统、心脏，扩张血管；人参二醇主要为抑制，对代谢的作用较明显。二者都有抗应激、促进蛋白质合成等作用。

黄芪

【药性】甘，微温。入脾、肺经。

【功效】补气升阳，固表止汗，利水消肿。

【临床应用】

1.益气升阳 虽然古代医家对黄芪有诸如"补药之长""补气之最"等过誉之辞，但是黄芪在临床上确系一味力宏、使用面广的重要补气药物，不仅补气，兼能升阳。"劳者温之""不足补之"，本品甘温补气，对血尿患者见气虚之象，常与人参或党参同用，其益气作用更强。对某些蛋白尿迁延不愈，证属脾虚气弱、升清无权者，常重用本品，并伍以摄精之品，可以取得一定的疗效。

2.利水消肿 肾性水肿患者同时伴有气虚之象时，临床可见水肿尿少、乏力神疲、气短懒言、舌淡胖嫩边有齿痕、脉弱无力等症，笔者常选用黄芪配伍五皮饮或当归芍药散，取黄芪益气利水之功。

3.益气固表 部分慢性肾脏病患者有表虚自汗，且易感外邪的表现，常用玉屏风散，重用黄芪，辅以白术，少佐防风，补散兼施，药后可以达到实表以御风寒，从而减少感冒，即中医学的"治未病"之义。

4.益气生血 黄芪益气生血，取"气旺血生""阳生阴长"之义，常与补血药同用以治血虚证，如当归补血汤、归脾汤。若血尿属气虚以致血不归经者，可用黄芪配伍党参，并在补气的基础上酌加止血的药物，标本兼顾，疗效颇佳。

5.益气摄血 "气能摄血"，若肾性血尿属于脾气虚弱，血不归经者，可用黄芪等补气药，并酌加止血的药物，标本兼顾，疗效颇佳。此即中医学的"见血休止血"之义。

【用法用量】黄芪有生用、炙用之别。由于慢性肾脏病多见气虚证候，因而作为补气药的黄芪较为常用。黄芪甘、微温，入脾、肺经，具有补气升阳、固表止汗、利水消肿的功效。由于气虚证常伴见阴虚证，故一般选用生黄芪。气虚甚者，常伴有畏寒怕冷的症状，此时则选用炙黄芪。关于黄芪的用量，根据气虚的轻重程度，轻者10~15g，重者20~30g，对糖尿病肾病的气虚重症患者最多用到40g。

【现代研究】现代药理研究提示黄芪有减少蛋白尿的作用。国内部分学者常大剂量地应用黄芪，黄芪用量为100~300g。笔者对此有不同的看法：①不应过分夸大黄芪治疗蛋白尿的作用，临床仍需辨证论治用复方为主。②肾病综合征患者常见胃肠道水肿，而致恶心、纳差、脘腹胀满等症，因黄芪味甘，甘则中满，正如《景岳全书》所说："然其性味俱浮，纯于气分，故中满气滞者，当酌用之。"此时若大剂量应用黄芪则有壅中之弊。③运用激素治疗的肾病综合征患者常易于助火伤阴，表现为心烦、面赤、胸背及面部痤疮，而黄芪性温，此时若应用大剂量的黄芪，则无异于抱薪救火。④肾病综合征患者因免疫功能下降而常易感冒，若大剂量使用黄芪补气，则有敛邪留寇之弊。

白术

【药性】苦、甘，温。入脾、胃经。

【功效】补脾益气，健运脾湿。

【临床应用】

1.补脾益气　黄宫绣谓"白术为脾脏补气第一要药"。本品甘香而温，能补脾益气以助运化，对脾胃虚弱所致的少食腹满、泄泻等症，有健脾止泻、增进食欲的功效。四君子汤、参苓白术散、归脾汤、补中益气汤等常用的补脾方剂，均配有白术。

2.健脾运湿　肾性水肿病机属脾之转输不利、制水无权者，可选用白术健脾运湿而退肿，如通阳利水的五苓散、温阳行水的实脾饮等方剂皆配有白术。

3.益气健脾止血　在IgA肾病血尿患者中，有一部分证候属于脾气亏虚、统血无权者，其辨证要点为血尿伴腹泻、纳少、乏力。西医学认为此血尿与肠炎相关。中医以益气健脾止血的方法治疗，每获良效。如常用参苓白术散，以炒白术为佳。药后不仅能止腹泻，且血尿亦随之消失。

【用法用量】入煎剂，用量为10~15g。

【鉴别用药】白术与苍术同为健脾燥湿之品。但白术偏于守，健脾益气之力优于苍术；苍术性燥，偏于升散，燥湿之力大于白术。

白术与人参、党参相较，人参、党参重在益气补虚，而白术则偏于健脾助运。

山药

【药性】甘，平。入脾、肺、肾经。

【功效】健脾益气，兼养脾阴。

【临床应用】

1.健脾益气 慢性肾脏病患者，临床见神疲乏力、纳差、便溏、舌淡胖边有齿痕、脉虚等脾气虚证时，宜用参苓白术散，方中山药可健脾益气。

2.脾肾气阴两补 山药甘平多汁，益气之中兼能滋养肺肾之阴。故对慢性肾脏病表现为肺肾或脾肾气阴两虚者用之甚宜，方如参芪地黄汤。

【用法用量】入煎剂，用量为15~30g。

【鉴别用药】山药与白术同为健脾益气药。山药偏润而兼有养阴的作用；白术偏燥而具有运湿之功。同中有异，当权衡选用。历代医家又将山药归入补脾阴药类。

当归

【药性】甘、辛，性温。入肝、脾、心经。

【功效】补血活血，润肠通便。

【临床应用】当归味甘而重，功专补血；气清而辛又能行血。故古人誉之为"血中圣药"。慢性肾脏病患者多有面色萎黄，唇爪无华，头晕心悸，舌淡，脉细等血虚之象，且久病入络，易致脉络瘀滞。本品补血活血，静中有动，故可常配伍使用，单纯血虚者可配伍熟地黄、白芍、川芎等，方如四物汤；气血两虚者可用八珍汤，即四物汤合四君子汤。徐大椿谓"当归香气入脾"，能舒醒脾气，于脾胃亦有所裨益。此外当归能养血润肠以通便，故血虚便秘者用之最宜。

【用法用量】入煎剂，用量为10~15g。

【鉴别用药】当归尾长于活血，当归身长于补血，全当归长于补血活血。临床可根据病情需要灵活选用。

白芍

【药性】酸、苦，微寒。入肝、脾经。

【功效】养血敛阴，柔肝泻肝平肝，缓急止痛。

【临床应用】

1.养血敛阴　慢性肾脏病患者常有不同程度的肝肾阴血亏虚的表现，可选白芍、当归、生地黄等滋阴养血。当归与白芍同为养血之品，当归性温而性动，白芍酸寒而性静，合用则动中有静，补而不守，寒温适中，相得益彰。

2.柔肝泻肝平肝　部分慢性肾脏病者由于持续性高血压不能控制时，患者常见头晕、头目胀痛、耳鸣，甚则肌肉抽动，舌红苔少而干，脉弦等症，此为肝肾阴亏，木失涵养，肝阳上亢，虚风内动。笔者常重用白芍，并配以当归、川芎、天麻、杭菊花、生龙骨、生牡蛎等，意在柔肝平肝。

3.缓急止痛　白芍配甘草为芍药甘草汤，具有缓急止痛的功效，临床上对于肾绞痛及尿路感染时的小腹胀痛均选用芍药甘草汤，此时白芍用量为60~90g。再者对于血管紧张性头痛也常用芍药甘草汤。

【用法用量】入煎剂，用量为15~90g。

【鉴别用药】芍药之名，初载于《神农本草经》。从陶弘景开始，分为赤、白两种。白芍偏于养血益阴，赤芍偏于行血散瘀。若需补散兼施，则可将二者同用。

生地黄

【药性】甘、微苦，寒。入心、肝、肾经。

【功效】滋阴补肾，凉血止血。

【临床应用】

1.滋阴补肾　《素问·阴阳应象大论》曰："精不足者，补之以味。"生地黄性寒而味厚，在滋阴补肾的同时，兼具清热之功，故对阴虚有热者，用生地黄较熟地黄更为适宜。可与山药、山茱萸、牡丹皮、泽泻、茯苓配伍运用，即六味地黄汤。

2.凉血止血 肾脏病患者由于湿热蕴于下焦，热伤血络，临床可见尿血之症。若兼尿频、尿急、尿痛则为血淋。此时多用小蓟饮子化裁治疗，该方重用生地黄凉血止血，并伍以其他利水通淋之品。尿毒症晚期出现的出血倾向，如因水亏火亢、热迫血妄行者可重用生地黄配犀角（现可用水牛角代之）、牡丹皮、赤芍，即犀角地黄汤。

3.清营护阴 慢性肾衰竭终末期患者，肾病及心，热扰神明而出现心烦躁扰、身热夜甚、时有谵语甚或神昏、舌绛而干、脉细数等危症时，笔者常选用清营汤以清营泄热，凉血护阴，方中亦重用本品。

【用法用量】入煎剂，用量为15~45g。

熟地黄

熟地黄是将生地黄（干地黄）加酒反复蒸晒而成。

【药性】甘，微温。入肝、肾经。

【功效】滋阴补肾。

【临床应用】《珍珠囊》谓熟地黄"主补血气，滋肾水，益真阴"，故凡阴血亏虚之证，皆可作为配伍之用。

【用法用量】入煎剂，用量为15~30g。

【鉴别用药】熟地黄与生地黄皆为滋阴补肾养血之品。但熟地黄补而兼温，生地黄补而兼清，临床可酌情选用。此外，二药皆有滋腻碍胃之弊，加之虚人脾胃多弱，故用时宜配砂仁或陈皮，以防腻膈之虞。

枸杞子

【药性】甘，平。入肝、肾经。

【功效】滋补肝肾，益精明目。

【临床应用】

1.补益肝肾 李时珍谓枸杞子"生精、益气、乃平补之药"。对肾脏病属气阴两虚证，可与人参、熟地黄、山茱萸、山药、杜仲、当归、炙甘草等为伍，即大补元煎。如证属肝肾亏损、阴血不足者，常以本品配何首乌、当归、女贞子等。

2.益精明目 肝肾乙癸同源，精血互生互化，而目为肝窍，得血能视。慢性肾脏病患者因肝肾亏损，精血不充，目失所养，故临床常见视物昏花、目涩羞明之症。可以本品配伍杭菊花、生地黄、山茱萸、山药、牡丹皮、茯苓、泽泻等，即杞菊地黄丸。

【用法用量】入煎剂，用量为10~15g。

女贞子

【药性】甘、苦，平。入肝、肾经。

【功效】滋补肝肾。

【临床应用】女贞子为平补肝肾之品，滋补之力虽不如生熟二地，但其优点为养阴而不滋腻，无碍脾胃。对于阴虚兼有脾胃虚弱的肾脏病患者，笔者常以本品与墨旱莲同用，即二至丸，作为养阴之用。《本草新编》："女贞子缓则有功，而速则寡效。故用之速，实不能取胜于一时；而用之缓，实能延生于永久。"故临床运用本品宜久服。

【用法用量】入煎剂，用量为10~20g。

墨旱莲

【药性】甘、酸，寒。入肝、肾经。

【功效】养阴益肾，凉血止血。

【临床应用】

1.补益肾阴　本品滋补肝肾而不腻，临床上常与女贞子相须为用，即二至丸。如肝阳上亢者，可配以龙骨、牡蛎、龟甲、鳖甲等药，以收滋阴潜阳之效。

2.凉血止血　本品酸寒入肝，兼有凉血止血之功。对于慢性肾脏病患者出现的尿血、便血、衄血等症，中医辨证为阴虚内热、迫血妄行者，墨旱莲养阴与凉血兼顾，可以配入养阴凉血止血方剂中运用。

【用法用量】入煎剂，用量为10~20g。

续断

【药性】苦，温。入肝、肾经。

【功效】补肝肾，强腰膝，利血脉。

【临床应用】

1.补肝肾，强腰膝　腰膝酸痛为慢性肾脏病患者的常见症状。腰为肾之府，肾虚精亏腰失充养则酸痛。本品补益肝肾，重在强健腰膝，缪希雍称其为"理腰肾之要药"。

2.**疏通血脉**　对于肾虚腰痛者，笔者常以本品合杜仲配入补益肝肾之剂中运用。

【用法用量】入煎剂，用量为10~15g。

【鉴别用药】续断与杜仲同为强健腰膝之品，杜仲偏于气分，续断偏于血分。

杜仲

【药性】甘、微辛，温。入肝、肾经。

【功效】补肝肾，强腰膝。

【临床应用】

补肝肾，强腰膝　肝藏血而主筋，肾藏精而主骨，肾脏病病程迁延，日久则肝肾俱虚，筋骨失其充养，常见腰膝酸痛等症状，可与续断或牛膝同用。正如《本草汇言》记载："凡下焦之虚，非杜仲不补；下焦之湿，非杜仲不利；腰膝之痛，非杜仲不除；足胫之酸，非杜仲不去。"

【用法用量】入煎剂，用量为10~12g。

【鉴别用药】杜仲与牛膝同为强健腰膝之品，牛膝主下部血分，杜仲主下部气分，常相须而用。

【现代研究】现代药理研究提示杜仲煎剂有良好的降血压的作用，且炒杜仲比生杜仲强，故对高血压患者尤宜。

牛膝

【药性】苦、酸，平。入肝、肾经。

【功效】活血化瘀，引血下行，补益肝肾，强健腰膝。

【临床应用】

1.**活血化瘀**　慢性肾脏病病程迁延，"久病入络"，常伴有血瘀证，此时可配伍本品，如血府逐瘀汤。

2.**引血下行**　当慢性肾脏病伴有肾性高血压时，往往以头晕、头胀痛为主症，若辨证属肝肾阴虚、肝阳上亢者，可与天麻、杭菊花、钩藤、当归、生地黄等养阴平肝药同用，牛膝引血下行，则气火自潜。药后不仅症状减轻，且血压日趋下降。

肾脏病患者，伴发口舌生疮，牙龈肿痛时，若辨其病机为肾阴亏虚、虚火上炎，笔者常以本品配伍生石膏、知母、生地黄、天冬诸滋阴降火之品，即玉女煎而收功。李濒湖曾推崇本品主治喉痹、口舌齿痛，其理即在于滋阴补肾、导热下泄。

3.强健腰膝 本品补益肝肾，强健腰膝，又兼通利血脉。常与杜仲、续断等药同用治疗肾虚腰痛。

【用法用量】入煎剂，用量为10~20g。

【鉴别用药】牛膝有川牛膝、怀牛膝两种，川牛膝长于活血化瘀；怀牛膝长于补肝肾，强腰膝。川牛膝、怀牛膝同用，则有补通兼顾之功。

麦冬

【药性】甘、微苦，微寒。入心、肺、胃经。

【功效】养阴生津，润肺利咽。

【临床应用】

1.养阴生津 慢性肾脏病患者，当病变波及于心，则出现心悸、气短、胸闷、汗出、脉弱等心之气阴两虚证，笔者常以麦冬配伍人参、五味子，即生脉散，作为心虚病症的专方，其用法可入煎剂，也可以生脉注射液作静脉推注或静脉点滴之用。如伴有脾肾气阴两虚，亦可在参芪地黄汤中配伍麦冬、五味子等，以并补三脏气阴之虚。

2.润肺利咽 咽喉疼痛，甚或红肿，不仅是肾功能衰竭加重的诱因之一，且常为肾脏病患者的伴发症状。因而积极治疗咽喉疾患确属关键的一环。咽干喉痛之病机有肾阴匮乏失其充养及热毒上壅之分，对阴虚失养者笔者以本品与玄参、桔梗、生甘草同用，名玄麦甘桔汤，可入煎剂，亦可泡水代茶常服。若为热毒上壅，则重用金银花、野菊花，再伍以麦冬、胖大海、桔梗、玄参，为笔者的经验方，即银菊玄麦海桔汤。笔者曾治疗一慢性肾炎血尿男性患者，其平素频发咽痛，每次发生此症必用青霉素肌内注射方能控制。住院一周咽痛又作，查扁桃体Ⅱ度肿大，笔者即予以银菊玄麦海桔汤4剂，药后咽痛消失。为避免上症复发，笔者嘱患者以上方泡水代茶常服，坚持2个月余，血尿减轻，病情日渐好转而出院。

【用法用量】多入煎剂，用量为10~15g。

天冬

【药性】甘、苦，大寒。入肺、肾经。

【功效】养阴清热，润燥生津。

【临床应用】本品清润之力较强，入肺、肾二经，慢性肾脏病患者表现为肺肾阴虚、虚火上扰者多伍用本品。天冬常与麦冬相须为用，以增清润之力。本品上清肺热，益水之源；下养肾阴，滋水之燥，故有生津止渴之效。糖尿病合并肾病，表现为肺肾阴虚者，用天冬尤宜。

【用法用量】入煎剂，用量为6~12g。

鹿角胶

【药性】甘、咸，温。入肝、肾经。

【功效】补督脉，生精髓，强筋骨。

【临床应用】

温肾生精，强壮腰膝　鹿角胶为血肉有情之品，以温润补肾见长，为强壮筋骨之良药。慢性肾脏病若见腰膝酸软冷痛者，用鹿角胶则效如桴鼓。1976年大地震时，笔者因露宿地震棚感受风寒，以致腰痛如折，遂单用本品适量蒸服月余而愈。因亲历效验，故临床上遇腰膝酸痛者，喜用鹿角胶治之。《本经逢原》云："熬胶则益阳补肾，强精活血，总不出通督脉、补命门之用。但胶力稍缓，不如茸之力峻耳。"鹿角胶温润而不燥，长于强壮腰膝。

【用法用量】不入煎剂，宜烊化入药，用量为10~20g。

淫羊藿

淫羊藿，别名仙灵脾。

【药性】辛，温。入肝、肾经。

【功效】补肾壮阳，强筋健骨，祛风除湿。

【临床应用】淫羊藿为温补肾阳之品，亦具有祛风除湿之效。因此，对痹证属肾阳虚证者，可伍以本品治疗。淫羊藿又有兴阳振痿之功，某些肾脏病并发阳痿的患者也可用本品治疗。此外本品有降血压的作用，肾性高血压证属阴阳失调者，可与仙茅相须为用。

【用法用量】入煎剂，用量为10~15g。

仙茅

【药性】辛，温。入肾经。

【功效】温肾阳，祛寒湿。

【临床应用】本品温肾祛湿之效同淫羊藿，在临床上多相须为用，方如二仙汤。慢性肾脏病表现为肾阳虚，症见畏寒肢冷、腰膝冷痛、阳痿不举、脉沉迟等，可与白术、干姜、补骨脂等组方治疗。

【用法用量】入煎剂，用量为3~10g。

巴戟天

【药性】辛、甘，微温。入肾经。

【功效】补肾壮阳，强筋骨。

【临床应用】

补肝肾，强筋骨 巴戟天为温补之品，对于腰膝冷痛、手足不温、舌淡苔薄白、脉沉迟的肾脏病患者尤为适宜。《本草正义》说巴戟天"隆冬不凋，味辛，气温，专入肾家，为鼓舞阳气之用。温养元阳，则邪气自除，起阴痿，强筋骨，益精"。

【用法用量】入煎剂，用量为12~20g。

肉苁蓉

肉苁蓉，别名淡大芸。

【药性】甘、咸，温。入肾、大肠经。

【功效】补肾益精，润肠通便。

【临床应用】肉苁蓉性较温柔，《本草汇言》言其为"养命门，滋肾气，补精血之药……此乃平补之剂，温而不热，补而不峻，暖而不燥，滑而不泄，故有从容之名"。笔者对慢性肾脏病属阴阳两虚证者，常于方中配伍本品，而无温燥之弊。再者本品有润肠通便之功，因而大便偏干者用之更宜。

【用法用量】入煎剂，用量为10~15g。

冬虫夏草

冬虫夏草为肉座菌科昆虫的囊子菌带菌类子座的干燥虫体。因鳞翅类昆虫幼虫在冬季时蛰居土中，由杆菌寄生其中，吸取养分，以致幼虫全体分布有菌丝，幼虫因此而毙。至夏季，此菌自幼虫头部抽出子座，就为草，故名冬虫夏草。冬虫夏草为名贵中药，主产于四川、云南、西藏等地。

【药性】甘，温。入肺、肾经。

【功效】甘温平补，滋肺补肾。

【临床应用】肺与肾为金水相生之脏，冬虫夏草长于滋肺补肾。近年来广泛应用于慢性肾衰竭的治疗，经临床与实验研究，证实本品具有调节机体免疫功能及改善肾功能的良好作用。

《本草问答》誉冬虫夏草"生于冬至，盛阳气也；夏至入土，阳入阴也；其生苗者，则是阳入阴之象，至灵之品也"，然而其价格日渐昂贵，难以普及运用。近年来其人工培育的多种代用品已逐渐上市，有一定效果，可以酌情选用。

【用法用量】因价格昂贵，不宜与他药同煎。宜用本品单蒸、单煎服，或压成粉剂冲服。用量为0.5~2g。

黄精

【药性】甘，平。入脾、肺经。

【功效】补脾，润肺，益肾。

【临床应用】

1.**脾气阴双补**　本品益气健脾，兼以滋阴。《本草乘雅半偈》载："黄精补土之体，充土之用……形骸躯壳，悉土所摄，轻身延年不饥。"黄精可用于慢性肾脏病证属脾气阴两虚者，常配伍党参、生黄芪、炒白术、茯苓、芡实等。尤其对于肾病综合征患者的低蛋白血症有一定的疗效。

2.**滋养肺阴**　黄精可治疗肺阴虚之燥咳证，可配伍沙参、麦冬、百合等同用。

3.**益肾填精**　本品能益肾填精，延缓衰老。《景岳全书》称其"填精髓……久服延年不饥，发白更黑，齿落更生"。临床上对于腰膝酸软、须发早白等早衰症状有一定的疗效。常与枸杞子、何首乌等同用。

4.**养阴益气**　黄精养阴益气而以养脾阴见长，正如《本草便读》所云："此药味甘如饴，性平质润，为补养脾阴之正品。"故对气阴两虚证偏于阴虚者，临床见唇干口燥、食少便干、红少苔少等症时，可与麦冬、玉竹、沙参、冰糖等同用，配入复方中。

【用法用量】多入煎剂，用量为10~15g。

【使用注意】本品为腻滞之物，有痰湿者勿服。

沙参

【药性】甘而淡，微寒。入肺、胃经。

【功效】养阴，清热，生津。

【临床应用】

养阴生津 肾藏精，其不仅受五脏六腑之精而藏之，而且所藏之精又为诸脏腑阴精之源泉。由于慢性肾脏病病程迁延，若肾精亏虚，必然会波及肺胃，以致肺胃阴虚。临床上可见干咳少痰、咽干口燥、舌苔剥脱、脉细数等症状，可与麦冬、生地黄、川贝母、石斛等同用。如益胃汤、沙参麦冬饮中均配有本品。

【用法用量】入煎剂，用量为6~15g。

【鉴别用药】沙参有南、北两种，北者质坚性寒而力大，南者体虚力微而兼疏。若主要用于养阴生津，宜选北沙参；若兼外感风热，则宜选南沙参。

沙参与人参相比较，沙参补阴而制阳，人参补阳而生阴，不可不知。

桑寄生

【药性】苦，平。入肝、肾经。

【功效】补肝肾，除风湿，强筋骨。

【临床应用】

补肝肾，强筋骨 桑寄生适宜于血不养筋、肝肾不足的腰膝疼痛症。慢性肾脏病患者的腰膝疼痛，属于上述病机者可选用本品，常用方如独活寄生汤。本品在方中与独活并为君药。《日华子诸家本草》称桑寄生为"助筋骨，益血脉"之良药。

【用法用量】入煎剂，用量为15~30g。

甘草

【药性】甘，平。入十二经。

【功效】益气和中，泻火解毒，缓急止痛，调和诸药。

【临床应用】

1.益气和中 甘草味甘性平，能补脾胃不足而益中气，对于脾胃虚弱之证，常与黄芪、党参、白术、茯苓等补气健脾药配伍应用，如香砂六君子汤、补中益气汤、参苓白术散等方中就选用了甘草。

2. 泻火解毒　甘草生用则能泻火解毒，故常用于疮痈肿痛，多与金银花、连翘等清热解毒药配伍；对咽喉肿痛，可与桔梗、牛蒡子等同用，有清热利咽的功效。

3. 缓急止痛　本品味甘，具有甘缓止痛的作用，常与白芍同用即芍药甘草汤，治疗腹中挛急痛、肾绞痛，具有立竿见影的效果。

4. 调和诸药　对于慢性尿路感染证属湿热下注者，笔者常应用经验方加味导赤散治疗，方中选用生甘草梢引药直达茎中，具有使药的作用。再者甘草有"国老"之称，即指甘草在方剂中具有调和诸药的作用，多为使药。

【用法用量】入煎剂，用量为3~10g。

【鉴别用药】甘草有生甘草与炙甘草之别，对于虚寒证宜用炙甘草，对于偏热者宜用生甘草。

二、调理脾胃药

紫苏

紫苏具有强烈的芳香气味，其叶名紫苏叶，其茎名紫苏梗，其种子名紫苏子。

【药性】辛，温。入肺、脾经。

【功效】和胃止呕，表散风寒。

【临床应用】

1. 和胃止呕　本品香气馥郁有芳香化湿之功，且能行气宽中，故和胃止呕效佳。对慢性肾衰竭、蛋白尿水肿患者出现的呕吐之症，笔者常将紫苏叶与紫苏梗同用配入复方之中；遇呕恶频作，药难纳入之重症者，可用本品与黄连煎汤呷服，每收良效。和胃止呕用紫苏梗效果更佳。

2. 表散风寒　慢性肾脏病患者体虚气弱易感风寒，若夹痰浊，则临床见恶寒发热、头痛鼻塞、咳嗽痰多、胸膈满闷等症，笔者常用本品与人参、葛根、前胡、法半夏、茯苓、枳壳、桔梗、橘红、木香、生姜、大枣、甘草同用，即参苏饮，以冀益气解表、理气化痰。表散风寒宜用紫苏叶。

【用法用量】入煎剂，用量为6~12g。

黄连

【药性】苦，寒。入心、肝、胆、胃、大肠经。

【功效】清胃止呕，清心除烦。

【临床应用】

1.清胃止呕　慢性肾衰竭有湿浊内蕴，郁而化热，犯及中焦，而致脾胃升降失常，常出现脘痞纳呆、呕吐频繁、舌苔黄腻等症，常用本品与苏叶同用煎汤呷服，即苏叶黄连汤；若痰多或形体肥胖者，则与竹茹、陈皮、枳实、姜半夏、茯苓、生姜、甘草等同用，即黄连温胆汤。

2.清心除烦　部分肾衰竭患者因肾阴亏虚，心火上炎，以致心肾不交，水火失济，出现心烦不寐之症，常以黄连配伍阿胶、白芍、黄芩、鸡子黄等，即黄连阿胶汤化裁，宜临睡前服用。慢性肾衰竭尿毒症期，由于浊、毒、热扰神明，可出现神昏谵语、烦躁不安、身热夜甚诸症，可与水牛角、丹参、玄参、连翘、生地黄、麦冬、金银花、竹叶、黄连等同用，以清心凉营，方名清营汤。

3.解毒止血　对肾衰竭伴发皮肤疮毒者，可与清热解毒药同用；尿毒症患者有出血倾向，证属热迫血妄行者，可与大黄、黄芩同用，即三黄泻心汤。

【用法用量】入煎剂，用量为3~10g。

佩兰

【药性】辛，平。入脾、胃经。

【功效】芳化湿浊。

【临床应用】

芳化湿浊，醒脾和胃　慢性肾衰竭患者常因秽浊之邪困阻脾胃而出现呕恶纳呆、口中黏腻之症，笔者常将佩兰配入调理脾胃复方中运用，患者多服药后呕止、纳增、口中和。

【用法用量】入煎剂，3~10g。鲜品加倍。

砂仁

【药性】辛，温。入脾、胃、肾经。

【功效】芳香行气，醒脾和胃止呕。

【临床应用】

芳香行气，醒脾和胃止呕　本品芳香行气，醒脾和胃止呕，凡脾胃虚弱，湿浊上泛而出现纳呆、呕恶之症，皆宜选用本品，如香砂六君子汤。又本品与莱菔子同用，即消胀散，对湿浊中阻所致之脘腹胀满有一定的效果。

【用法用量】入煎剂，用量为3~10g，宜后下。

陈皮

【药性】辛、苦，温。入肺、脾经。

【功效】理气和胃止呕，燥湿化痰。

【临床应用】

1.理气和胃止呕　本品以理气和胃止呕见长，常用于慢性肾脏病患者中焦气滞出现的恶心呕吐、腹胀食少之症。如夹虚热者，以本品与竹茹、人参、生姜、大枣同用，即橘皮竹茹汤。若偏于寒湿中阻者，则宜选用香砂六君子汤，该方中就有陈皮。

2.燥湿化痰　本品味苦能燥，常用于痰饮呕吐之症，可与半夏、茯苓、甘草同用，即二陈汤。如痰湿化热所致之舌苔黄腻，可在二陈汤的基础上，加入黄连、枳壳、竹茹，即黄连温胆汤。

【用法用量】入煎剂，用量为6~12g。

竹茹

【药性】甘，微寒。入肺、胃经。

【功效】清热化痰止呕。

【临床应用】

清热化痰止呕　《本经逢原》谓本品为"清胃府之热，为虚烦烦渴、胃虚呕逆之要药"，笔者对慢性肾脏病患者因湿热中阻引起的呕恶、烦渴、纳少、苔黄腻、脉滑数等症，常与黄连、法半夏、陈皮、茯苓等同用，方如黄连温胆汤。若呕恶为胃虚有热所致，则用本品与陈皮、党参、生姜、大枣、甘草同用，方如橘皮竹茹汤。

【用法用量】入煎剂，用量为6~12g。

鸡内金

【药性】甘，平。入脾、胃、小肠、膀胱经。

【功效】健胃消食，通淋化石。

【临床应用】

1.健脾消食 本品适宜于慢性肾脏病患者伴见纳差、食欲不振等症，常参入香砂六君子汤、参苓白术散等方中应用。

2.通淋化石 笔者治疗尿路结石常以本品同海金沙、金钱草、石韦、川牛膝、怀牛膝、王不留行、生黄芪、制大黄、车前草、小蓟、白芍、生甘草梢、炒栀子合用，即经验方三金排石汤。治疗尿路结石时笔者常重用鸡内金，用量为20g。

【用法用量】入煎剂，3~20g。

生姜

【药性】辛，微温。入肺、脾、胃经。

【功效】温胃止呕，发汗解表。

【临床应用】

温胃止呕 生姜止呕效捷，凡脾胃虚寒、胃失和降所致之恶心呕吐，可与姜半夏同用，即小半夏汤；与吴茱萸、党参、大枣同用，即吴茱萸汤。

再者，有些止呕药亦多用姜汁炮制，以增强止呕的作用，如姜竹茹、姜半夏等。

【用法用量】入煎剂，用量为3~10g。

半夏

【药性】辛，温。入脾、胃经。

【功效】降逆止呕，燥湿化痰。

【临床应用】

1.降逆止呕 本品降逆止呕力颇著，因其性温，故对慢性肾衰竭关格期证属寒湿中阻者，以及肾病综合征证属湿困脾土、胃失和降者均可应用。如香砂六君子汤和小半夏汤中就选用了本品，应以姜半夏为宜。若证属湿热中阻者，则当以半夏配黄连、竹茹，方如黄连温胆汤。

2.燥湿化痰除痞 本品味辛能开，味苦能降，性燥，故有燥湿化痰除痞之功。对慢性肾脏病患者因寒热中阻，升降失常，上下不能交泰而致心下痞者，常选用本品与黄芩、黄连、干姜、大枣、党参、甘草同用，即半夏泻心汤。

【用法用量】宜炮制后入煎剂。若降逆止呕，宜用姜半夏；燥湿化痰，宜用法半夏。用量为6~9g。

旋覆花

【药性】辛、苦、咸，微温。入肺、脾、胃经。

【功效】降气消痰止呕。

【临床应用】

降气消痰止呕　用于脾胃虚寒，兼有痰湿所致之呕恶症，配伍代赭石、法半夏、生姜、人参、甘草、大枣等，即旋覆代赭汤。清代喻昌在《寓意草》中，遇关格之病，每以旋赭法取效。

【用法用量】入煎剂，宜包煎，用量为3~10g。

三、涩精药

山茱萸

山茱萸用时宜去净核，故又名山萸肉或枣皮。

【药性】酸而苦涩，微温。入肝、肾经。

【功效】补益肝肾，涩精。

【临床应用】

1.补益肝肾　对肝肾阴虚所致之腰膝酸软、头晕目眩等症，本品可作为配伍之用，如六味地黄丸。

2.涩精　蛋白尿的中医病机多为肾虚致封藏失司，摄纳无权。山茱萸味酸而涩，具有涩精之功，可配入补益肝肾之剂中运用。

【用法用量】入煎剂，用量为10~15g。

芡实

【药性】甘、涩，平。入脾、肾经。

【功效】固肾涩精。

【临床应用】

固肾涩精　脾主升清，肾主藏精，蛋白尿患者由于脾肾亏虚，固摄无权，以致精微物质下泄而出现蛋白尿。笔者从健脾固肾方面调治常可收效，可用芡实与金樱子、菟丝子、沙苑子、淮山药、白术、党参等同用。

【用法用量】入煎剂，用量为10~30g。

金樱子

【药性】酸，平。入肾、膀胱、大肠经。

【功效】收涩固精。

【临床应用】

涩精　本品味酸收敛，功专固涩，常与芡实相须为用，即水陆二仙丹，并配伍健脾固肾之品，用于脾肾亏虚所致之蛋白尿及夜尿频数等症。

【用法用量】入煎剂，用量为10~30g。

莲子

【药性】甘、涩，平。入脾、肾、心经。

【功效】补脾止泻，益肾固精，养心。

【临床应用】

1.健脾止泻，益肾固精　本品用于慢性肾脏病脾虚久泻者，既可补益脾肾而固精，又可涩肠止泻，常与党参、山药、白术等同用，如参苓白术散。

2.养心益肾　本品用于慢性肾脏病患者伴有口干发热、虚烦、心悸、失眠、溲热等症，能益肾养心、交通心肾，可与茯苓、黄芪、太子参、黄芩、麦冬、地骨皮、车前子同用，即清心莲子饮，该方加炒酸枣仁可增强安神之力。

【用法用量】入煎剂，用量为10~15g。

菟丝子

【药性】辛、甘，平。入肝、肾经。

【功效】补肝肾，益精血，固精缩尿。

【临床应用】本品性平，既能补阳，又能益阴。《本草正义》指出其"善滋阴液而又敷布阳和"，同时，菟丝子又有固肾摄精之效，故可用于治疗蛋白尿属肾气不固、精微下泄者。

【用法用量】入煎剂，用量为10~15g。

沙苑子

沙苑子又名沙苑蒺藜。

【药性】甘，温。入肝、肾经。

【功效】补益肝肾，固精。

【临床应用】

补益肝肾而涩精 沙苑子长于补涩兼顾，对于蛋白尿长期不愈者，可配用本品涩精。

【用法用量】入煎剂，用量为10~15g。

益智仁

【药性】辛，温。入脾、肾经。

【功效】温脾肾，摄涎唾，固精缩尿。

【临床应用】益智仁摄涎唾可配伍党参、白术、陈皮等补脾健胃药同用。本品又有固精缩尿之力，慢性肾脏病出现夜尿频多者，宜用本品配伍山药、乌药、桑螵蛸等，方名缩泉丸。

【用法用量】入煎剂，用量为3~10g。

桑螵蛸

【药性】甘、咸，平。入肝、肾经。

【功效】补肾壮阳、固精缩尿。

【临床应用】慢性肾脏病患者出现蛋白尿以及阳痿、遗精等肾阳虚证时，可在补肾益精的方中伍用本品。蛋白尿患者若出现夜尿频多、心神恍惚、失眠健忘等症，证属心肾两虚者，常以本品配伍龙骨、龟甲、当归、人参、石菖蒲、茯神、远志，方名桑螵蛸散。正如《本草分经》载其"益精气固肾，治虚损、遗浊、阴痿，通淋，缩小便"。

【用法用量】入煎剂，用量为3~10g。

四、凉血止血药

大蓟

【药性】甘、苦，凉。入肝、心经。

【功效】凉血止血。

【临床应用】慢性肾脏病患者出现血尿时，常于复方中加入本品以凉血止血。

【用法用量】入煎剂，用量为10~30g。

小蓟

【药性】甘，凉。入心、肝经。

【功效】凉血止血。

【临床应用】本品凉血止血，可配入复方中用于治疗肾炎血尿患者，如小蓟饮子。

【用法用量】入煎剂，用量为10~30g。

地榆

【药性】苦、酸，微寒。入肝、胃、大肠经。

【功效】凉血止血。

【临床应用】

凉血止血　地榆长于治疗下焦血热之出血，尤以治疗大便下血为优，故慢性肾脏病伴有便血者可选用本品。此外，慢性肾脏病患者伴有血尿或出血倾向时，亦可选用本品。

【用法用量】入煎剂，用量为10~20g。

白茅根

【药性】甘，寒。入肺、胃经。

【功效】清热利尿，凉血止血。

【临床应用】

1.**凉血止血**　《本草求原》谓："白茅根，和上下之阳，清脾胃伏热，生肺津以凉血，为热血妄行上下诸失血之要药。"笔者对因热所迫，血离经妄行之尿血、衄血等，常与牡丹皮、栀子、小蓟等同用每每收效。

2.**清热利尿**　本品兼能清热利尿，对急性肾炎湿热壅阻所致之水肿、尿少、尿血等症，笔者常以白茅根作为主要的配伍药物之一，药后往往尿多、肿消、血止。

【用法用量】入煎剂，鲜者用量不拘多少，干者用量为15~30g。

牡丹皮

【药性】辛、苦，微寒。入肝、心、肾经。

【功效】凉血止血，兼以散瘀。

【临床应用】

凉血止血 本品适宜于热证出血，其辨证要点为发病急骤，血色鲜红，身热烦渴，舌红脉数。牡丹皮的特点是在凉血止血的同时兼能散瘀，如此则血止而不留瘀。可与栀子、赤芍、生地黄、小蓟等同用。

【用法用量】入煎剂，用量为6~15g。

三七

三七粉主产于云南、广西。

【药性】甘、微苦，温。入肝、胃经。

【功效】止血散瘀。

【临床应用】

止血散瘀 三七为止血要药，且有散瘀之功。本品适用于人体内外各部位的出血和金创折跌、瘀滞疼痛等症。三七为通用止血药，可用于各种原因引起的尿血。《医学衷中参西录》化血丹就配用本品治疗二便下血。笔者治疗IgA血尿的经验方益气滋肾汤中就选用了三七粉。然而对于兼有痛经及月经量少的肾炎血尿患者，在经期应停用三七粉。待经期过后，可续用三七粉。

【用法用量】不入煎剂，宜为末冲服。用量为3~6g。

仙鹤草

【药性】苦，凉。入肝、脾、肺经。

【功效】凉血，止血。

【临床应用】

止血 本品适用于身体各部位的出血，可谓通用止血药。亦可用于各种原因引起的尿血。

【用法用量】入煎剂，用量为10~15g。

炒蒲黄

【药性】甘，平。入肝、心包经。

【功效】生用行血散瘀，炒用止血。

【临床应用】

止血 炒蒲黄为通用止血药，适用于各种出血，如《药性本草》云：

"治痢血、鼻衄、吐血、泻血……止女子崩中。"因此，尿血可配伍炒蒲黄。

【用法用量】宜布包入煎，用量为6~15g。

藕节

藕节为睡莲科植物莲的地下茎藕之节。

【药性】涩，平。入肝、肺、胃经。

【功效】收涩止血。

【临床应用】

收涩止血 《本经逢原》谓"藕节之味大涩，能止骤脱诸血"，因而收涩止血是其所长，同时兼能化瘀，俾止血而不留瘀，故可用于治疗尿血，如《济生方》小蓟饮子即配用本品。

【用法用量】入煎剂，生用或炒炭用，用量为10~15g，鲜者用量不拘。

生石膏

【药性】辛、甘，大寒。入肺、胃经。

【功效】清热泻火，除烦止渴。

【临床应用】

1.清热泻火 ①本品清肺热作用较强，用于慢性肾脏病患者因肺热所致之咳喘、发热等症，常与麻黄、杏仁同用，如麻杏石甘汤。②因热而汗出不止者，常选用生石膏以清热止汗。③本品清胃火，常与生地黄、知母、牛膝等配伍，如玉女煎。常用于慢性肾脏病伴有口舌生疮、牙龈肿痛者。

2.除烦止渴 慢性肾脏病患者有口干渴之症时，可在方剂中加入生石膏以清热生津止渴。

3.清热化斑 根据中医学"斑发于阳明"的理论，对于紫癜性肾炎皮肤紫癜严重及反复发作者，常重用生石膏30~60g，对控制紫癜的效果显著。

【用法用量】入汤剂，宜先煎，用量为15~60g。

知母

【药性】苦、甘，寒。入肺、胃、肾经。

【功效】清热泻火，滋阴润燥。

【临床应用】

1.清热泻火 本品用于气分热盛证，症见高热烦躁、口渴欲饮、脉洪大等，常与生石膏相须为用，方如白虎汤。

2.滋阴润燥 本品用于肾病综合征使用激素后出现的精神亢奋、失眠、皮肤痤疮等阴虚火旺症状，如经验方知芩地黄汤中就选用了知母。

【用法用量】入煎剂，用量为6~15g。

栀子

【药性】苦，寒。入心、肝、肺、胃经。

【功效】泻火除烦，清热利湿，凉血止血。

【临床应用】

1.泻火除烦 凡一切由火热所致之头痛、目赤、咽喉痛、口舌生疮、火毒疔疮、大便干结、小便黄赤等症，皆可以本品清热泻火，常与黄连、黄芩、生石膏、生大黄同用。

2.清利湿热 本品用于慢性肾脏病患者因湿热阻滞三焦所致之小便不利等症。栀子可通行三焦，常与清利湿热之品同用，导热从小便而出。

3.凉血止血 本品用于肾炎血尿的患者，常与牡丹皮、小蓟等同用。

【用法用量】入煎剂，用量为5~12g，治血尿宜炒用。

黄芩

【药性】苦，寒。入肺、胆、胃、大肠经。

【功效】清热泻火，炒炭兼能止血。

【临床应用】

1.清热泻火 黄芩长于清肺热及胆热，临床上遇肺热咳喘可选用黄芩。治少阳伤寒的小柴胡汤中就配用黄芩以清少阳胆热。

2.泻火止血 治疗肾炎血尿时可用黄芩炭，或配伍生地黄、白茅根、三七等药。治疗紫癜性肾炎皮肤紫癜者，可在方中加入本品以凉血消斑。

【用法用量】入煎剂，用量为10~15g。止血则炒炭入药。

黄柏

【药性】苦，寒。入肾、膀胱、大肠经。

【功效】清热燥湿，凉血止血。

【临床应用】

1.清热燥湿 本品为治疗下焦湿热之要药，对于慢性肾脏病患者伴见湿热蕴结下焦证，本品常配伍知母、生地黄、山茱萸、茯苓、泽泻、牡丹皮等应用，即知柏地黄汤。若湿热蕴结膀胱，气化不利，出现水肿、尿频、尿急、尿痛等症，可配伍滑石、车前子、栀子等清利湿热药同用。如湿热下注，出现足膝肿痛等症，常配伍苍术、牛膝，即三妙丸。

2.泻相火　黄柏长于清泄相火，对于慢性肾脏病患者出现阴虚火旺之证，本品常配伍龟甲、知母、熟地黄、猪脊髓等组方治疗，方如大补阴丸。

3.泻火解毒　黄柏具有清热燥湿、泻火解毒之功，可用于疮疡肿毒、湿疹等。

【用法用量】入煎剂，用量为10~15g。

淡竹叶

【药性】甘、淡，寒。入心、肺、胃经。

【功效】清热除烦，利湿。

【临床应用】

清热除烦，利湿　外感风热、邪在肺卫者，可用本品配伍金银花、连翘、薄荷等解表药以清肺卫，方如银翘散。此外，可用于心火上炎所致的烦躁咳嗽、口舌生疮、小便淋涩疼痛等症，常配伍生地黄、甘草等，方如导赤散。

【用法用量】入煎剂，用量为6~12g。

五、利水渗湿药

茯苓

【药性】甘、淡，平。入心、脾、膀胱经。

【功效】利水渗湿，健脾补中。

【临床应用】

1.利水消肿　慢性肾脏病蛋白尿患者可表现为不同程度的水肿，比如晨起眼睑水肿，四肢轻、中、高度水肿，甚或出现胸腔积液、腹水。茯苓甘淡性平，能利水渗湿消肿。如通阳利水的五苓散，行气利水的导水茯苓汤、五皮饮，均以本品为主要药物。

2.健脾利湿 茯苓味甘，可健脾，凡脾胃虚弱、水湿困脾之证，皆可选用本品，方如四君子汤、参苓白术散等。

【用法用量】入煎剂，用量为12~30g。

【鉴别用药】茯苓皮长于利水消肿，白茯苓长于健脾运湿，赤茯苓长于清利湿热，茯神长于安神宁心。

茯苓与猪苓同为利水之品，且常同用。二者之别为猪苓利水之力大于茯苓，且有伤阴之弊；茯苓力较平和，兼有健脾补益之功。

猪苓

【药性】甘、淡，平。入肾、膀胱经。

【功效】利水渗湿。

【临床应用】凡水肿、尿少诸症常以本品作为配伍之用，如五苓散、猪苓汤等。唯本品利尿伤阴，故不宜过用，当中病即止。如《本草备要》所云："利便行水，与茯苓同而不补……然耗津液，多服损肾昏目。"

【用法用量】入煎剂，用量为9~15g。

泽泻

【药性】甘、淡，寒。入肾、膀胱经。

【功效】利水渗湿。

【临床应用】

1.利水渗湿 本品气味俱薄，可淡渗利湿，性寒而兼能泻肾与膀胱之火，且无伤阴之虞。临床常以本品与茯苓、猪苓、车前子等同用，用于肾性水肿。

2.升清阳 由痰湿中阻、清阳不升引起的眩晕，常以本品与白术合用，即《金匮要略》的泽泻汤，健脾利湿以升清阳，每获良效。

【用法用量】入煎剂，用量为10~15g。

车前子

【药性】甘，寒。入肾、小肠、肺、肝经。

【功效】利水消肿，清利湿热。

【临床应用】

1.利水消肿 《本草汇言》归纳车前子的特点为"能散、能利、能清"。

本品利水而兼宣散肺气。凡见水肿之症常与猪苓、茯苓、泽泻等利水渗湿药配伍应用。如感受外邪、肺气失宣而导致的风水水肿、尿少，则在不同方剂中加入本品更加适宜。

2.清利湿热 车前子甘寒滑利，且清热，为清利下焦湿热常用药。如属下焦湿热，小便淋涩疼痛者，可用本品与萹蓄、栀子、大黄、滑石等配伍，以清化湿热、利水通淋，方如八正散，但方中的木通应易为通草。

《本草备要》指出："凡利水之剂，多损于目，惟此能解肝与肠之热，湿热退而目清矣。"说明本品利水而无伤阴之弊。

【用法用量】宜布包入煎剂，用量为15~30g。

附：车前草

【药性】甘，寒。入肝、肾、肺、小肠经。

【功效】清热利湿。

【临床应用】车前草功同车前子，而更长于清热，故治疗湿热淋证，车前草较车前子更为常用。《本草从新》说车前草"凉血去热"。

对于慢性尿路感染或尿道综合征证属下焦湿热内蕴者，笔者常选用经验方加味导赤汤取效，该方中就选用了本品。

【用法用量】入煎剂，用量为10~20g。

冬瓜皮

【药性】甘，微寒。入脾、肺经。

【功效】利水消肿。

【临床应用】本品可利水消肿，主要用于慢性肾脏病患者水肿、尿少之症。笔者常用五皮饮（陈皮、桑白皮、生姜皮、大腹皮、茯苓皮）再加冬瓜皮30g治疗水肿等症，该方长于宣肺行气利水，药虽平和，但收效甚佳。

【用法用量】入煎剂，用量为15~30g。

大腹皮

【药性】辛，微温。入脾、胃、大肠、小肠经。

【功效】行气利水。

【临床应用】气与水的关系甚为密切，气行则水行，气滞则水停。水肿患者日久易致气滞，反过来又加重水肿，形成恶性循环。其辨证要点为水肿伴有脘腹胀满之症，当以行气利水为法，方为合拍。笔者常用五皮饮或导水茯苓汤，此两方中皆配有大腹皮，行气与利水并进，收效甚捷。

有的医者认为，大腹皮利水之力在诸利尿药中为最，当重用之。可供临床参考。

【用法用量】入煎剂，用量为20~30g。

赤小豆

【药性】甘、酸，平。入心、小肠经。

【功效】活血利水。

【临床应用】赤小豆性善下行，通利水道，使水湿下泄而消肿。对肾性水肿以下肢为主者，既可以用赤小豆煮烂单服，又可配入诸利湿剂中运用。此外由于血与水的关系甚为密切，水能病血，血亦能病水，水湿与血瘀互阻。赤小豆长于活血利水，李时珍曾指出："赤小豆和鲤鱼、蠡鱼、鲫鱼、黄雌鸡煮食，并能利水消肿。"笔者对肾性水肿者，在药治的同时，常配经验食疗方，主要选用赤小豆、黄芪、生姜与鲤鱼或鲫鱼炖服，不仅可增强利水之力，又可巩固疗效。

【用法用量】入煎剂，用量为20~45g。

石韦

【药性】苦、甘，凉。入肺、膀胱经。

【功效】清热利水通淋。

【临床应用】对于慢性肾脏病患者伴有血淋、石淋、热淋的临床表现时，笔者常用石韦配伍滑石、瞿麦、萹蓄、海金沙等，发挥清热通淋、止血排石之功。

【用法用量】入煎剂，用量为10~30g。

薏苡仁

【药性】甘、淡，微寒。入脾、胃、肺、肾、肝经。

【功效】利水渗湿，健脾止泻。

【临床应用】

1.利水渗湿而健脾 本品为淡渗利湿之品，味甘健脾，常用于脾虚湿困证，症见下肢水肿、小便不利、食少便溏等，可用本品配伍茯苓、猪苓、泽泻、车前子等组方治疗。本品力较平和，宜重用方可奏效。

2.**清利湿热**　慢性肾脏病患者由于长期脾虚湿困，遇长夏之季易为湿热所困，内湿与外湿相合，湿热胶着难解。临床表现为午后发热、身热不扬、身重肢困、胸腹痞满、纳呆便溏、舌苔厚腻，或水肿尿少等，可用三仁汤开上、畅中、导下而祛湿清热，方中薏苡仁能疏导下焦，使湿热之邪有所出路。

【用法用量】入煎剂，用量为15~30g。

冬葵子

【药性】甘，寒。入大肠、小肠经。

【功效】利水通淋，兼以润肠。

【临床应用】

1.**利水通便**　本品性寒滑利，前人谓之能"达诸窍"。本品不仅能利水消肿，且能通便，故对肾性水肿兼大便干结者用之尤效，常与猪苓、茯苓、车前子等渗湿利水药同用。

2.**利水通淋**　《肘后备急方》载关格胀满，大小便不通，可单用冬葵子水煎治疗，当蛋白尿患者肾功能不全时，若出现小便癃闭、大便秘结之症，可用本品作为配伍使用，取其通利二便之功。

【用法用量】入煎剂，用量为10~20g。

通草

【药性】甘、淡，寒。入肺、胃经。

【功效】清热通淋。

【临床应用】通草为平和的清热通淋药，无伤阴之弊。对于热淋、血淋患者常可选用本品。

由于关木通属马兜铃科藤本植物，易伤肾。笔者数十年来一直以通草易木通，比如导赤散、小蓟饮子、龙胆泻肝汤、八正散等方中的木通以通草代之。

通草甘寒，木通苦寒，虽通草清热通淋之力逊于木通，然而有用药安全且不伤阴之长处。

【用法用量】入煎剂，用量为3~5g。

六、清热利咽与解表药

金银花

【药性】甘，寒。入肺、胃、大肠经。

【功效】清热解毒，疏散风热。

【临床应用】

1.清热解毒利咽 部分慢性肾脏病患者屡发咽喉红肿疼痛，可以选用本品，常与野菊花、连翘、牛蒡子配伍。平时还可用经验方银菊麦海桔汤（金银花、野菊花、玄参、麦冬、胖大海、桔梗）泡茶饮。

对于易发皮肤疮毒者，可用本品配伍野菊花、紫花地丁、天葵子、蒲公英，即五味消毒饮以清热解毒。

2.疏散风热 因本品轻清，故兼具疏散风热之功，对慢性肾脏病患者外感风热之邪，临床表现为发热微恶风寒、口渴咽痛、舌边尖红、脉浮数者，可用辛凉解表剂银翘散，方中即以本品为君药。

【用法用量】入煎剂，用量为10~30g。

连翘

【药性】苦，微寒。入肺、心、胆经。

【功效】清热解毒，消痈散结。

【临床应用】

1.疏散风热 本品味苦性寒，轻清上浮，清疏兼顾，常与金银花同用治风热表证，如银翘散。

2.解毒散结 本品入心，以清泻心火见长，故前人誉为"疮家要药"，且具有解毒散结之力，遇慢性肾脏病患者伴发疮毒或咽喉肿痛之症，笔者常以本品与金银花、野菊花、紫花地丁、蒲公英等同用。

3.清心利尿 张山雷谓连翘"清心之品，皆通小肠，又能泄膀胱，利小水，导下焦之湿热"。对慢性肾脏病患者急性发作的水肿之症，可用连翘配伍麻黄、赤小豆等，即麻黄连翘赤小豆汤化裁，每收良效。

【用法用量】入煎剂，用量为10~20g。

【鉴别用药】金银花与连翘常相须而用，金银花升散透达之力大于连翘，而连翘兼散血中郁火壅结及消痈散结。

桑叶

【药性】苦、甘，寒。入肺、肝经。

【功效】疏散风热。

【临床应用】慢性肾脏病患者外感风热，表现为发热、头痛、咳嗽及咽喉肿痛等风热表证者，可配伍黄菊花、连翘、薄荷等辛凉疏表，代表方为桑菊饮。

【用法用量】入煎剂，用量为6~12g。

黄菊花

【药性】辛、甘、苦，微寒，入肺、肝经。

【功效】疏散风热，平肝明目。

【临床应用】

1.疏散风热 本品可用于慢性肾脏病患者外感风热证。本品质轻性寒，清透兼顾，长于疏散风热。临床上遇风热表证，常配伍桑叶、薄荷、连翘、桔梗、杏仁、芦根等，即桑菊饮。

2.平肝 本品用于慢性肾脏病高血压患者因肝肾阴虚、肝阳上亢而见眩晕、头痛等症。本品能平肝，常与天麻、地龙、钩藤、生地黄、白芍、生龙骨、生牡蛎等同用。

【用法用量】入煎剂，用量为6~12g。

野菊花

【药性】苦、辛，微寒。入肺、肝经。

【功效】清热解毒。

【临床应用】野菊花有较强的清热解毒作用，与金银花、紫花地丁、天葵子、蒲公英组成五味消毒饮，治疗热毒壅盛之咽喉肿痛、口舌生疮、牙龈肿痛、皮肤疮毒诸症。

【用法用量】入煎剂，用量为10~15g。

薄荷

【药性】辛，凉。入肝、肺经。

【功效】疏散风热，清利头目。

【临床应用】本品可疏散风热，清利头目，用于外感风热表证。本品常配伍金银花、连翘、荆芥、牛蒡子等同用，治疗慢性肾脏病患者风热感冒，表现为发热、头痛、咽喉肿痛等症，银翘散中就配入了本品。

【用法用量】入煎剂，宜后下，用量为3~10g。

牛蒡子

【药性】辛、苦，寒。入肺、胃经。

【功效】疏散风热，解毒利咽。

【临床应用】

1.疏散风热 本品用于慢性肾脏病患者外感风热之证，可配伍辛凉解表药合用，如银翘散。

2.解毒利咽 本品用于慢性肾脏病患者热毒壅盛之证，表现为咽喉肿痛等症。本品为喉痹要药，常配伍金银花、连翘、玄参、荆芥穗等以解毒利咽。牛蒡子兼有通便作用，对于咽喉肿痛且便秘者尤宜。

【用法用量】入煎剂，用量为6~15g。

玄参

【药性】甘、苦，寒。入肺、胃、肾经。

【功效】滋阴降火，兼能解毒。

【临床应用】玄参性寒而多液，为清补肾经之要药。笔者治疗慢性肾脏病患者伴发咽干喉痛之症，常选用本品，其义有三：①咽干因肾阴亏损、津液难于上承所致者，玄参能滋肾阴且能启肾水上行而润咽喉；②阴亏火炎灼伤咽喉而痛，本品具有降火之功；③风热挟毒壅滞上焦而咽喉肿痛者，玄参可清热解毒而利咽喉。清利咽喉的常用方玄麦甘桔汤、银菊玄麦海桔汤（经验方），均配有本品。

【用法用量】入煎剂，用量为10~20g。

紫花地丁

【药性】苦、辛，寒。入心、肝经。

【功效】清热解毒，消痈肿。

【临床应用】张山雷谓："地丁专为痈肿疔毒通用之药。"对慢性肾脏病患者毒热内蕴而致的口舌生疮、皮肤疮毒、咽喉肿痛诸症，或肾病综合征患者使用大量激素后出现的皮肤痤疮，均以本品配伍蒲公英、连翘、金银花、天葵子同用，方如五味消毒饮。

【用法用量】入煎剂，用量为15~30g。

蒲公英

【药性】苦、甘，寒。入肝、胃经。

【功效】清热解毒，消痈散结。

【临床应用】

（1）蒲公英原为治乳痈专药，因其具有解毒散结之功，故常用于慢性肾脏病患者伴发疮毒、咽喉肿痛等症。如五味消毒饮中就有蒲公英。

（2）对于慢性尿路感染，笔者常在经验方加味导赤汤基础上加蒲公英15~20g。

【用法用量】入煎剂，用量为15~30g。

【鉴别用药】蒲公英与紫花地丁皆为解毒之品，紫花地丁凉血解毒之力大于蒲公英，蒲公英消痈散结之功大于紫花地丁。

胖大海

胖大海，主产于越南及我国广东、海南。因其水泡之后涨大成海绵状而得名。

【药性】甘、淡，平。入肺、大肠经。

【功效】开肺气，清肺热，清肠通便。

【临床应用】

开肺气，清肺热而利咽　本品入肺，开肺气与清肺热兼顾；"肺与大肠相表里"，本品清肠通便亦可导热下行。因而对于肺热内蕴，肺气郁闭，大便干结之咽喉肿痛或声音嘶哑之症，有独特的疗效。笔者治疗咽喉肿痛的经验方银菊玄麦海桔汤中就配有胖大海。

【用法用量】以沸水浸泡服用，用量为2~3枚。

桂枝

【药性】辛、甘，温。入心、肺、膀胱经。

【功效】解肌发汗，通阳化气，温经通脉。

【临床应用】

1.解肌发汗　对于慢性肾脏病患者外感风寒表虚证可配伍白芍，如桂枝汤；对于一般风寒表证可配伍紫苏叶、防风、杏仁、生姜等。

2.通阳化气 对于肾性水肿病机属于膀胱气化不利者，可用该品配伍白术、茯苓、猪苓、泽泻，即五苓散，或加用党参，即春泽汤。尿毒症患者可以出现水凌心肺证，此时可用桂枝配伍茯苓、白术、甘草，即苓桂术甘汤，有一定的效果。

3.温经通脉 对于女性患者月经不调病机属于寒凝血瘀者，可选本品入药，如温经汤。

【用法用量】入煎剂，用量为6~12g。

防风

【药性】辛、甘，温，入膀胱、肝、脾经。

【功效】祛风解表，胜湿止痛。

【临床应用】防风是风药中之润药，长于祛风胜湿止痛，而无燥伤阴津之弊。外感风寒所致的恶风寒、头痛、身痛等症，与荆芥、羌活、前胡等同用，如羌活胜湿汤。对于表虚自汗，或体虚易感冒者，常配伍黄芪、白术，方名玉屏风散，用之有益气固表、扶正祛邪之功。

【用法用量】入煎剂，用量为3~10g。

荆芥

【药性】辛，温。入肺、肝经。

【功效】祛风解表。

【临床应用】本品轻扬，祛风解表而长于清利头目、咽喉，故对于慢性肾脏病患者风邪郁滞于上而致的头痛、目赤、咽喉肿痛等症卓有成效。如银翘散中就配伍本品。

【用法用量】入煎剂，用量为6~12g。

桔梗

【药性】苦，辛，入肺经。

【功效】宣肺利咽，化痰。

【临床应用】慢性肾脏病患者伴发咽喉肿痛之症，常用本品与玄参、麦冬、金银花、野菊花、胖大海等同用，如经验方银菊玄麦海桔汤。

桔梗兼能宣肺化痰，故对外感风寒或风热之邪以致肺气失宣，痰浊内阻者皆宜选用本品作为配伍之用。

【用法用量】入煎剂，用量为6~10g。

七、活血化瘀药

丹参

【药性】苦，微寒。入心、心包经。

【功效】活血化瘀。

【临床应用】

活血化瘀 丹参是常用的活血化瘀药。故有："一味丹参，功同四物"之说。这可从丹参祛瘀生新，以通为补这个角度去理解。然其终非补血之品，其专入血分，功在活血行血，内之达脏腑而化瘀滞，外之利关节而通脉络。因而丹参是一味重要的活血化瘀药。对慢性肾脏病有瘀血证者，常配入复方中运用。

【用法用量】入煎剂，用量为6~30g。

赤芍

【药性】酸、苦，微寒。入肝经。

【功效】活血化瘀，兼能凉血。

【临床应用】

1.凉血止血 本品常与牡丹皮、栀子、小蓟、茜草等同用治疗血热出血诸症。

2.活血利水 笔者在临床上观察到部分水肿的女性患者，其水肿的轻重常与月经密切相关，即经行不畅时水肿加重，且伴有腹痛，舌暗有瘀色之症。此乃"血能病水"之机转。据《本草经疏》载："赤者利小便散血"，《本草正义》谓："赤芍行滞破血……利小便，去水气"，笔者常以本品配伍当归尾、白芍、川芎、茯苓、泽泻、白术、川牛膝、怀牛膝，即经验方加味当归芍药散，活血与利水并进，相辅相成。

3.活血化瘀 肾病综合征患者常有高凝血症。再者，若临床上见面色晦暗、舌暗有瘀斑、胸腹刺痛等血瘀诸症时，均可选用本品活血化瘀。

【用法用量】入煎剂，用量为10~15g。

【鉴别用药】芍药之名初载于《神农本草经》，从陶弘景开始分为白芍、赤芍两种，白芍偏于养血益阴，赤芍偏于行血散瘀。若需补散兼施，则可将赤、白芍同用。

益母草

【药性】辛、微苦，微寒。入肝、心、膀胱经。

【功效】活血化瘀，兼能利水。

【临床应用】

1.活血祛瘀 益母草有"行血而不伤新血，养血而不滞瘀血"的作用，为妇科良药，故有"益母"之称。对慢性肾脏病有瘀血证的患者，笔者常以益母草配入复方中运用。

2.活血利水 血不利则为水，水不利亦致血脉瘀滞，本品活血利水并进，可用于血瘀水肿的患者。

【用法用量】入煎剂，用量为10~30g。

桃仁

【药性】甘、苦，平。入肝、心、大肠经。

【功效】破血逐瘀，润肠通便。

【临床应用】

1.破血逐瘀 本品苦能泄血滞，为破血要药。前人谓"凡血滞诸症，用之立通"。临床上桃仁常与红花相须而用，如益气活血的补阳还五汤、养阴活血的血府逐瘀汤、温通活血的桂枝茯苓丸等，均选用了桃仁。对慢性肾脏病瘀血证较重者，亦常选用桃仁。

2.润肠通便 对血滞便秘者尤宜。

【用法用量】入煎剂，用量为10~15g。

红花

【药性】辛，温。入心、肝经。

【功效】活血化瘀。

【临床应用】本品性温而气兼辛散，其活血化瘀，走而不守，迅利四达。故前人有"不宜大剂独取"之诫，因而临床用之疏通活血，仅投小剂既可。笔者对慢性肾脏病瘀血证较重者常选用红花。

【用法用量】入煎剂，用量为6~10g。

【鉴别用药】桃仁与红花常同用以活血化瘀，二者之别在于红花治瘀血偏于散在全身无定处者，桃仁治瘀血偏于局部有形或在下腹部。

川芎

【药性】辛，温。入肝、胆、心包经。

【功效】活血行气，祛风止痛。

【临床应用】

1.活血行气 川芎为"血中之气药"，具有通达气血的功效，可治胸阳痹阻的胸痹心痛症，如血府逐瘀汤中就配有川芎。对于妇女月经不调，如月经后期、有血块、痛经，常选用本品气血同调，如四物汤、温经汤等方剂中就选用了川芎。

2.祛风止痛 川芎辛温升散，能上行头目，祛风止痛，为治疗头痛要药。

【用法用量】入煎剂，用量为3~9g。

泽兰叶

【药性】辛、苦，微温。入肝、脾经。

【功效】活血利水。

【临床应用】

1.活血利水 本品适宜于蛋白尿、水肿证属血瘀水停者。

2.活血调经 对女性肾脏病患者兼月经不调，如月经后期、闭经、痛经、经量少、有块、色暗等症，常以本品合入当归芍药散或桂枝茯苓丸活血调经，收效较为满意。

【用法用量】入煎剂，用量为10~15g。

鸡血藤

【药性】苦、微甘，温。入肝、肾经。

【功效】活血补血。

【临床应用】

活血补血 本品活血而兼补血，祛瘀而不伤正，且能养血，常与丹参、赤芍、红花等活血祛瘀药同用。

鸡血藤还长于舒筋活络，对腰膝酸痛者常与宣痹活络之品配伍应用。

【用法用量】入煎剂，用量为15~30g。

八、其他中药

大黄

【药性】苦，寒。入脾、胃、大肠、心包、肝经。

【功效】通腑泄浊，兼能化瘀解毒。

【临床应用】

1.通腑泄浊　大黄荡涤肠胃，走而不守，有斩关夺门之力，故有"将军"之称号。本品性寒，通导大便，峻下力猛，对慢性肾脏病患者伴有大便秘结者，宜用大黄釜底抽薪，通腑泄热。对于慢性肾衰竭患者，应用大黄可使浊毒从大便排出，药后可见血肌酐有一定程度地下降。临床运用大黄仍应根据中医证候的不同给予相应的配伍，若为脾肾阳虚、腑气不通者，可与制附片、干姜、人参、甘草同用，即温脾汤；若属里热内结，可与芒硝、枳实等同用，如大承气汤、小承气汤、调胃承气汤等；若气阴两虚兼浊毒滞留者，可在参芪地黄汤中酌加大黄。

2.化瘀解毒　大黄能泄血分热毒，慢性肾衰竭患者如见吐血、衄血、便血等症时，属于热毒迫血妄行者，可将本品配入复方中直折其火以止血，方如大黄黄芩黄连泻心汤。

【用法用量】入煎剂。肠胃积热、大便燥结者宜用生大黄，宜后下，用量为3~20g；大便偏干而脾胃虚弱或者是年老的慢性肾脏病患者宜选用制大黄，宜同煎，用量为3~20g。

【鉴别用药】生大黄力猛，制大黄通腑之力稍缓。

火麻仁

【药性】甘，平。入脾、胃、大肠经。

【功效】润肠通便。

【临床应用】

润肠通便　本品富含油脂，能润滑肠道，为常用的润下药，《本草分经》谓其："甘，平，滑利。缓脾润燥，滑肠，治胃热便难。"其性平兼有滋养作用，故适宜于伴有便秘的老年、体弱的蛋白尿患者。中成药麻仁润肠丸就以本品为主药，取润肠通便之缓功。

【用法用量】入煎剂，用量为10~30g。

草决明

【药性】甘，平。入脾、胃、大肠经。

【功效】润肠通便，清肝明目。

【临床应用】

润肠通便，清肝明目 本品适宜于便秘伴见头晕目胀、视物昏暗的慢性肾脏病患者。

【用法用量】入煎剂，用量为10~20g。

金钱草

【药性】微咸，平。入肝、胆、肾、膀胱经。

【功效】清热利水，通淋排石。

【临床应用】

清热利水，通淋排石 该药以治石淋见长，若遇血尿因结石伤及血络者，可将本品作为君药，取效尤捷。笔者经验方三金排石汤就重用本品。

【用法用量】入煎剂，用量为15~30g。

海金沙

【药性】甘，寒。入小肠、膀胱经。

【功效】清热利水，通淋排石。

【临床应用】

清热利水，通淋排石 海金沙亦为治疗石淋之要药。《本经逢原》谓其："生于叶上，小肠、膀胱血分药也。热伏二经血分者宜之。"本品入血分，有清热通淋之功，可清热、通淋、排石并进，故适用于在石淋的基础上又因热伤血络而致血尿者。笔者的经验方三金排石汤就配用了本品。

【用法用量】入煎剂，用量为15~20g。

夏枯草

【药性】苦、辛，寒。入肝、胆经。

【功效】清肝泻火。

【临床应用】

清肝泻火 本品用于肝阳上亢而致头部胀痛、眩晕、耳鸣等症，可配伍天麻、黄菊花、代赭石、黄芩、生牡蛎、白芍等。慢性肾脏病患者高血压，辨证为肝火内盛、肝阳上亢者可选用本品。

【用法用量】入煎剂，用量为10~15g。

天麻

【药性】甘，微温。入肝经。

【功效】平肝息风。

【临床应用】

1.平肝息风 因天麻息风效捷，故古有"定风草"之名。肝风得以平息，则头晕、头痛必止。肾性高血压患者出现头晕、头胀痛等症，若由痰浊中阻、清阳不升所致，可配伍半夏、白术、茯苓、陈皮、甘草，即半夏白术天麻汤。若系肝肾阴虚、肝阳上亢者，可与杭菊花、生地黄、白芍、地龙、石决明等同用。

2.平肝安神 鉴于现代研究天麻有镇静催眠的作用，笔者在临床上对于失眠不寐的患者，喜用天麻配伍炒枣仁、柏子仁、夜交藤等以平肝安神。

【用法用量】入煎剂，用量为6~15g。

柴胡

【药性】苦、辛，微寒。入心包、肝、三焦、胆经。

【功效】和解退热，疏肝解郁，升举阳气。

【临床应用】

1.和解少阳 用于邪入少阳证。柴胡能和解少阳，解热祛邪。慢性肾脏病患者临床见寒热往来、胸胁苦满、口苦咽干、脉弦等症，可与黄芩、半夏、甘草等同用，方如小柴胡汤。

2.表里双解 慢性肾脏病正虚与邪实并存，常出现攻补两难的局面，有的学者认为可予以柴胡剂和解少阳，疏通表里，通达上下，有一定的效果，方如小柴胡汤合当归芍药散，可供参考。

3.疏肝解郁 由于慢性肾脏病病程缠绵，部分患者思想负担较重，尤其是女性患者常伴见肝气郁结证，可用逍遥散调治，方中就选用了柴胡。

【用法用量】入煎剂，用量为6~15g。

香附

【药性】辛、微苦、微甘，平。入肝、脾、三焦经。

【功效】疏肝解郁，调经止痛，理气调中。

【临床应用】

1.疏肝解郁　本品主入肝经气分，芳香辛行，善散肝气之郁结，味苦疏泄以平肝气之横逆，故为疏肝解郁、行气止痛之要药。慢性肾脏病患者因忧思多虑伴见肝气郁结之胁肋胀痛，多辨证配伍本品，或与柴胡、川芎、枳壳等同用，如柴胡疏肝散。

2.调经止痛　本品辛行苦泄，善于疏理肝气，调经止痛，为妇科调经之要药。慢性肾脏病女性患者，因肝气不舒而致月经不调、痛经、乳房胀痛等症，可配入本品，或与柴胡、川芎、当归、陈皮等同用。

3.理气调中　本品味辛能行而长于止痛，除善疏肝解郁之外，还能入脾经，而有宽中、消食下气等作用，故临床上也常用于慢性肾脏病患者之肝气横逆犯胃、脾胃气滞证。治疗脘腹胀痛、胸膈噎塞、噫气吞酸、纳呆等症时可配伍砂仁、甘草、乌药、紫苏叶同用。

【用法用量】入煎剂，用量为6~9g。

郁金

【药性】辛、苦，寒。入肝、胆、心经。

【功效】清心凉血，活血行气。

【临床应用】郁金性寒清热，味苦能降泄，入肝经血分而能凉血降气止血，可用于热结下焦，伤及血络之尿血、血淋，可与生地黄、小蓟等药同用。

【用法用量】入煎剂，用量为6~12g。

【鉴别用药】香附与郁金均能疏肝解郁，可用于肝气郁结证。然香附药性偏温，专入气分，善疏肝行气、调经止痛，长于治疗肝郁气滞之月经不调；郁金药性偏寒，既入血分，又入气分，善活血止痛、行气解郁，长于治疗肝郁气滞血瘀之痛证。

酸枣仁

【药性】酸、甘，平。入心、脾、肝、胆经。

【功效】养肝，宁心，安神。

【临床应用】

养肝、宁心、安神　《本草图解》曰："酸枣仁味酸性收，故其主治多在肝胆二经。肝虚则阴伤而心烦不卧，肝藏魂，卧则魂归于肝，肝不能藏魂，故目不瞑。枣仁酸味归肝，肝受养，故熟寐也。"慢性肾脏病患者伴有不寐者，可选用炒酸枣仁养肝、宁心而安神。

【用法用量】入煎剂，安神宜炒用，用量为15~20g。

柏子仁

【药性】辛、甘，平。入心、肝、肾经。

【功效】养心安神，润肠通便。

【临床应用】

1.养心安神 本品可用于慢性肾脏病患者伴血虚怔忡，或心肾不交，惊悸不眠等症。

2.润肠通便 对于虚人、老人慢性肾脏病患者伴肠燥便秘者，可配用本品润肠通便。

【用法用量】入煎剂，用量为10~15g。

夜交藤

本品为蓼科植物何首乌的藤茎或带叶的藤茎。

【药性】甘、微苦，平。入心、肝经。

【功效】养心安神，祛风通络，消肿。

【临床应用】

1.养心安神 治疗神经衰弱、虚烦多梦，常与酸枣仁、柏子仁、灵芝等同用。

2.祛风通络 ①本品既可养血，又可通络，可治疗血虚致肢体麻木、酸痛等症。②本品善走窜，专于搜风、活络，而治风湿痹痛证。③治疗风疹瘙痒。《本草纲目》曰："风疮疥癣作痒，煎汤洗浴。"

3.消肿 本品捣碎外敷，清热消肿，托毒生肌，用治痈疽瘰疬等症。

【用法用量】入煎剂，用量为10~20g。外用：适量，煎水洗，或捣烂外敷。

灵芝

【药性】甘、微苦、涩，平。入心、肺、肝、肾经。

【功效】补气养血，安神，止咳平喘。

【临床应用】

1.补气养血、安神 ①本品用于治疗气血不足、心神失养所致的心神不宁、失眠、惊悸、多梦、健忘、体倦神疲、食少等症,可与当归、白芍、酸枣仁、柏子仁、龙眼肉等同用。②本品用于治疗虚劳短气、不思饮食、手足逆冷或烦躁口干等症,常与山茱萸、人参、生地黄等同用。

2.止咳平喘 本品味甘能补,性平偏温,入肺经,具有补益肺气、温肺化痰、止咳平喘之效,常可治疗痰饮证,症见形寒咳嗽、痰多气喘者,尤其对痰湿型或虚寒型疗效较好。本品可单用或与党参、五味子、干姜、半夏等益气敛肺、温阳化饮药同用。

【用法用量】入煎剂,用量为6~12g。

附　录

一、聂莉芳已出版的肾病著作

1.肾炎的中医证治要义.北京：人民卫生出版社，1986.

2.肾脏病中医诊治与调养.北京：金盾出版社，2000.

3.实用常见肾脏病防治.北京：金盾出版社，2002.

4.血尿的诊断与中医治疗.北京：人民军医出版社，2007.

5.慢性肾功能肾衰竭诊断与中医治疗.北京：人民军医出版社，2008.

6.蛋白尿诊断与中医治疗.北京：人民军医出版社，2011.

7.慢性肾衰竭名医妙治.2版.北京：人民军医出版社，2013.

8.血尿名医妙治.2版.北京：人民军医出版社，2014.

9.蛋白尿名医妙治.2版.北京：人民军医出版社，2016.

10.聂莉芳治疗肾病经验辑要.北京：北京科学技术出版社，2016.

11.聂莉芳肾病验案精选.北京：中国医药科技出版社，2016.

12.聂莉芳中医辨治肾病经验.北京：中国医药科技出版社，2018.

13.聂莉芳中医辨治肾病验案450例.北京：中国医药科技出版社，2021.

二、聂莉芳曾主讲的电视讲座

1.1996年3月，电视门诊栏目"肾脏病学讲座"。

2.1999年10月22日，中央教育台，《中医药走向世界》"肾脏病的中医药治疗优势"。

3.2001年，北京电视台生活频道：5月31日"血尿的中医药治疗"；6月21日"肾病综合征的中医药治疗"。

4.2002年8月21日，中央电视台二套，《健康之路栏目》"中医治疗肾炎血尿"。

5.2003年9月，中国教育电视台，《健康你我他栏目》"慢性肾病的中医药治疗"。

6.2011年3月10日，北京电视台科教频道《健康大智慧栏目》"肾脏病日讲座"。

7. 2012年2月，北京卫视，《养生堂栏目》：2月27日"被忽视的肾脏隐患（1）"；2月28日"被忽视的肾脏隐患（2）"。

8. 2020年2月2日，凤凰卫视中文台，凤凰大健康栏目"隐藏的肾脏杀手"。